现代肿瘤精准诊疗系列丛书

现代肿瘤立体定向放射治疗
临床实践指导

主　编：刘峰　刘怀　王晖

副主编：韩亚骞　倪千喜　周菊梅　姜翠红　刘科　陈攀

编　委：刘峰　刘怀　王晖　韩亚骞　倪千喜　周菊梅　姜翠红　刘科
　　　　陈攀　叶旭　范长根　吴湘玮　刘雯　吴雯琼　贺礼理　肖帅
　　　　赵祺　李燕娴　邱艳芳　陈凯琳　胡书路　龚小梅　彭维　唐幸芝
　　　　朱莎莎　谭浩蕾　李津　吴峥　何倩　刘林　马宏志　肖锋
　　　　甘霞　谢闻季　肖琴　孙小雯　张琳　欧阳淑玉　李华　张静
　　　　杨雯娟　袁媛　汪洁　席珍　杨张欢　肖友立　庞金猛　谭剑锋
　　　　王芷妍　朱俊　唐玲　张宵月　谭超　李裕义　朱伟长　陈小宇

CSK 湖南科学技术出版社·长沙

国家一级出版社　全国百佳图书出版单位

图书在版编目（CIP）数据

现代肿瘤立体定向放射治疗临床实践指导 / 刘峰，刘怀，王晖主编.
-- 长沙 ：湖南科学技术出版社，2024. 11. -- ISBN 978-7-5710-3325-5

Ⅰ．R730.55

中国国家版本馆 CIP 数据核字第 2024UF2798 号

现代肿瘤立体定向放射治疗临床实践指导

主　　编：刘　峰　刘　怀　王　晖

出 版 人：潘晓山

责任编辑：李　忠　杨　颖

出版发行：湖南科学技术出版社

社　　址：长沙市芙蓉中路一段 416 号泊富国际金融中心

网　　址：http://www.hnstp.com

湖南科学技术出版社天猫旗舰店网址：

　　　　　http://hnkjcbs.tmall.com

邮购联系：本社直销科 0731-84375808

印　　刷：长沙沐阳印刷有限公司

　　　　（印装质量问题请直接与本厂联系）

厂　　址：长沙市开福区陡岭支路 40 号

邮　　编：410003

版　　次：2024 年 11 月第 1 版

印　　次：2024 年 11 月第 1 次印刷

开　　本：889 mm×1194 mm　1/16

印　　张：7

字　　数：212 千字

书　　号：ISBN 978-7-5710-3325-5

定　　价：150.00 元

主编介绍

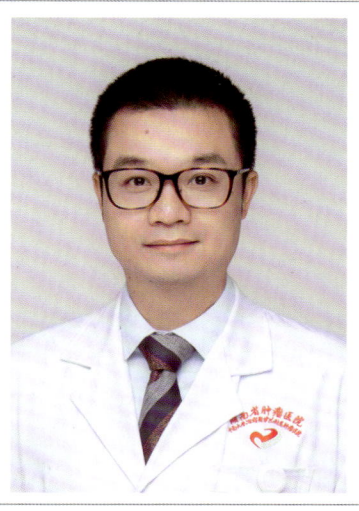

刘怀　湖南省肿瘤医院胸部放疗一科主任，肿瘤学博士，副主任医师，入选湖南省卫生健康高层次人才青年骨干人才。擅长肺癌、乳腺癌、鼻咽癌、食管癌等胸部及头颈部肿瘤的精准放射治疗，放射治疗联合靶向、免疫治疗等综合治疗。德国RPTC质子治疗中心访问学者，获香港大学郑裕彤奖学金资助于香港大学临床肿瘤学系访学。现任中国临床肿瘤学会（CSCO）青年专家委员会委员、CSCO患者教育专家委员会委员、中国抗癌协会鼻咽癌整合康复委员会委员、湖南省抗癌协会放射治疗专业委员会副主任委员、湖南省抗癌协会食管癌专业委员会副主任委员、湖南省抗癌协会肺癌专业委员会委员、湖南省医学会癌症康复与姑息治疗专业委员会青年委员会副主任委员、湖南省国际医学促进会肿瘤放疗与放射免疫专业委员会副主任委员、湖南省国际医学促进会肺癌专业委员会副主任委员、湖南省医学会放射肿瘤学专业委员会委员兼秘书等学术兼职。主持国家自然科学基金、湖南省自然科学基金等科研课题多项。发表SCI论文26篇，其中第一/共同第一作者论文在 *Lancet Oncol*、*J Clin Oncol*、*Mol Cancer*、*J Natl Cancer Inst*等优秀期刊发表。获得中华医学会医学科技奖三等奖1项。

主编介绍

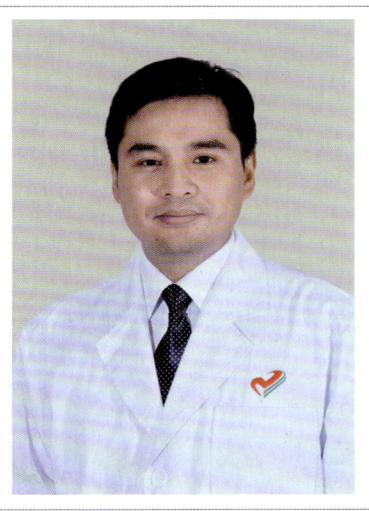

王晖 博士研究生导师，湖南省肿瘤医院党委委员、副院长，二级主任医师，医院国家药物临床试验机构（GCP）副主任，湖南省癌症防治中心副主任，享受国务院政府特殊津贴专家，全国五一劳动奖章获得者，肿瘤放射治疗转化医学湖南省重点实验室主任，湖南省新世纪121工程第一层次人才，湖南省高层次卫生人才肿瘤放射治疗领军人才。作为高级访问学者多次赴国外（包括MD安德森癌症中心）研学和交流。主要从事肿瘤精准放射治疗、放射治疗联合免疫、靶向等临床综合诊疗及肿瘤临床研究、转化研究以及新药研发。现任湖南省医学会放射肿瘤专业委员会主任委员、中华医学会放射肿瘤治疗学分会委员/肿瘤放疗营养学组副组长、国家癌症中心/国家肿瘤质控中心放射肿瘤质控专家委员会委员、国家癌症中心食管癌质控专家委员会华中区域协作组副组长、中国医师协会放射肿瘤治疗医师分会常务委员、中国抗癌协会肿瘤放射治疗专业委员会常务委员、中国临床肿瘤学会非小细胞肺癌、食管癌专家委员会委员等。主持国家自然科学基金面上项目、十三五"精准医学"国家重点研发项目、美国MD安德森癌症中心姊妹医院科研合作课题、湖南省重大科技攻关项目等科研项目20余项。以第一作者或通讯作者在*Cancer Cell*、*Molecular Cancer*、*Cell Research*、*Cell Death & Disease*等期刊发表SCI论文40余篇，作为第一完成人获中华医学科技奖三等奖、湖南医学科技奖三等奖和湖南省科技进步奖三等奖、湖南省肿瘤医院第二届新技术奖励二等奖等，主编《现代肿瘤放射治疗临床实践指导》《现代肿瘤放射治疗物理技术指导》等专著，并获得发明专利2项。

主编介绍

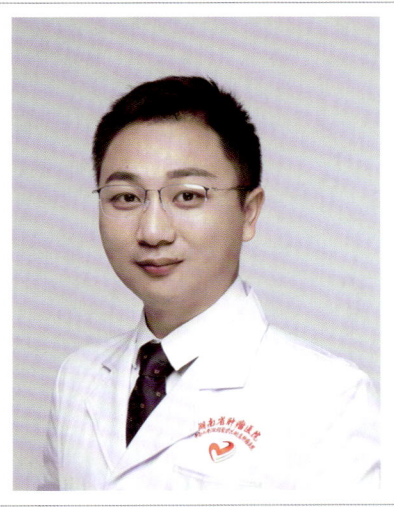

刘峰 湖南省肿瘤医院头颈放疗一科主任，主任医师，肿瘤学博士（毕业于北京协和医学院），美国加州大学圣迭戈分校访问学者，硕士生导师，一直研究头颈部肿瘤、中枢神经系统肿瘤的精准放射治疗，尤其是立体定向放射治疗；被评为湖南省卫生健康高层次青年骨干人才；担任中华医学会放射肿瘤治疗学分会青年学组委员，中国抗癌协会肿瘤心理学专业委员会常委，中国抗癌协会神经肿瘤专业委员会脑转移瘤学组委员，中国医师协会放射肿瘤治疗医师分会中枢神经肿瘤放射治疗学组委员，湖南省抗癌协会临床肿瘤协作专业委员会主任委员，湖南省抗癌协会肿瘤放射治疗专业委员会候任主任委员，湖南省医学会放射肿瘤学专业委员会立体定向放射治疗学组组长，湖南省国际医学交流促进会肿瘤放疗与放射免疫专业委员会主任委员，湖南省抗癌协会鼻咽癌专业委员会副主任委员。以第一或通讯作者发表放射治疗专业SCI论文15篇，其中包括放射肿瘤学知名期刊*International Journal of Radiation Oncology·Biology·Physics*，论文多次在国内外知名学术会议上交流，包括2020至2024连续5年美国放射肿瘤学年会（ASTRO）口头报告，2019至2023年连续5年国际肿瘤心理学大会（IPOS）口头报告，2021年美国临床肿瘤学会年会（ASCO）壁报讨论，2023年中华医学会全国放射肿瘤治疗学学术年会口头报告等；参编肿瘤学专著 7 部（副主编1部）。主持湖南省自然科学基金面上项目、湖南省临床医疗技术创新引导项目、湖南省卫生健康委科研计划重点资助课题、长沙市重点研发计划项目等。先后获得2020年度中南大学优秀研究生导师、2022年度中国科协、中华医学会科普中国医疗健康项目优秀作品、2023年中国医学科技奖、2024年第五届湖南省医学技能创新创业大赛医疗机构组一等奖。

序　言

　　当前恶性肿瘤已经成为严重威胁中国人民健康的主要公共卫生问题之一。近十几年来，我国恶性肿瘤的发病率和死亡率均呈持续上升态势，加强恶性肿瘤治疗的同质化和规范化，对于提高肿瘤患者的生存率、改善患者的生活质量具有重要意义。在现代医学的发展史上，放射治疗在肿瘤临床治疗中占有重要地位。据统计，大约70%的恶性肿瘤患者在抗肿瘤治疗过程中需要接受放射治疗。

　　随着影像和计算机技术的突破，放射治疗技术迅速发展，从传统的二维放射治疗发展到三维放射治疗、四维放射治疗。立体定向放射治疗是目前先进的、主流的现代放射治疗技术，相比常规剂量分割的放射治疗，具有单次照射剂量大、分割次数少、生物等效剂量高、靶区外剂量跌落快的特点，在精准杀伤肿瘤细胞的同时，也能很好地保护周围正常组织。随着该技术的突飞猛进，如何为肿瘤患者提供精准和规范的医疗服务，提高放射治疗从业人员的专业水平，已成为亟待解决的问题。湖南省作为一个人口大省，癌症防治形势不容乐观。但是，湖南省的放射治疗能力目前远远不能满足人民群众健康的需求，尤其是对立体定向放射治疗等先进技术的需求。《现代肿瘤立体定向放射治疗临床实践指导》的出版，正是在该专业领域迈出的坚实一步。该书的成功出版，不仅填补了国内在这一领域的空白，也将进一步推动我国放射治疗事业的发展，促进立体定向放射治疗的规范化和同质化，为广大肿瘤患者提供更优质、更精准的医疗服务，为提高我国肿瘤患者的生存率和生活质量做出贡献，为建设健康中国助力。

湖南省卫生健康委员会党组成员、副主任

常　实

前　言

　　多年临床实践经验证明，要提高肿瘤放射治疗的效果，必须提高其治疗的增益比，即需最大限度地将射线集中到病变（靶区）内，杀死肿瘤细胞；同时使周围正常组织和器官少受或免受不必要的照射。随着科学技术的进步，图像引导放疗、肿瘤追踪技术、高调制光束、治疗计划系统等一系列高新技术在放疗领域的应用，我们得以更加适形、精准地实施更高剂量的放射治疗。因此以大分割治疗为特点的立体定向放疗被誉为现代放疗技术的结晶，并在临床上越来越多地发挥其重要性。

　　立体定向放疗技术在临床应用中需要经过一个实践—总结—再实践的过程。我们编写这本《现代肿瘤立体定向放射治疗临床实践指导》旨在为临床提供一本方便、实用的参考书籍。本书主要介绍我院积累的临床经验，以临床实践为核心，同时在编撰过程中也参照了国内外最新指南和研究结果。该书按疾病部位编写，进行了反复的讨论和修改，侧重于立体定向放疗技术的具体使用，包括：立体定向放射治疗物理技术，放疗的适应证、治疗技术、疗效、毒性反应、放疗结合免疫治疗及典型病例分享，立体定向放射治疗的护理。为保证这本书内容精练，我们限制了每个章节的内容，因此，若读者在临床实践中需要更加详细的信息，可以参考后面的参考文献。

　　希望本书能够成为年轻放疗工作者们实用性的学习资料，为推动湖南省规范化立体定向放疗助力。本书由相关专业人员分头编写，作者花费了大量的时间和精力，书中如有疏漏和错误，恳请读者不吝赐教。

　　我们真诚地感谢参编这本书的所有作者，也要感谢我们的前辈，他们为本书的构建提供了帮助，最后要感谢我们的患者，是他们积极对抗病魔的勇气每天激励着我们。

刘峰　刘怀　王晖

于湖南省肿瘤医院

目　　录

第一章　　立体定向放射治疗物理技术

相比于常规剂量分割的放射治疗（简称放疗），立体定向放射治疗具有单次照射剂量大（通常单次剂量不小于5 Gy）、分割次数少（通常不超过 5 次）、生物等效剂量高、靶区外剂量跌落快的特点。同时，立体定向放射治疗的靶区一般很小，这就对放射治疗的精准度提出了更高的要求。因此，开展立体定向放射治疗，首先应该具备开展该技术所需的精准的设备（必要的硬件条件）；其次应该制定适用立体定向放射治疗严格、规范的操作和质控流程，将治疗位置和治疗剂量的精准度做到最高，将失误、差错发生的概率降至最低。

一、模拟定位

（一）固定装置的选择

立体定向放射治疗患者的体位固定装置包括热塑膜、真空垫、塑形垫、发泡胶、腹压板、一体化板、双真空负压体位固定（body fix）、立体定向体部框架等。可以根据患者的治疗部位和不同人群的适应性选择不同的固定组合装置，使患者达到良好的固定效果。

注：为确保立体定向放射治疗定位精度和患者体位重复性，对于摆位辅助装置，应结合影像引导系统，通过合适的端到端测试，评估其在靶区定位准确度和精度上的有效性。此外，还应评估摆位辅助装置对射束造成的衰减和表面剂量特性。应用于临床之前，应清楚地向临床团队阐明其对表面剂量的影响。

（二）模拟定位设备

模拟定位设备是肿瘤放射治疗的关键设备之一。用于放射治疗靶区的定位和放射治疗计划的复位。CT 模拟定位包括体位确定、固定，建立原始坐标系，图像采集、传输、重建等系列具体步骤。立体定向放射治疗常用的定位设备包括：大孔径 CT 模拟定位机（简称 CT 模拟定位机 CT-Sim）、MR 模拟定位机（简称 MR 模拟定位机 MR-Sim）。

大孔径 CT 模拟定位机：为满足立体定向放射治疗的定位要求，大孔径 CT 模拟定位机应该按照国标规定频率和要求定期进行质控。参照国家肿瘤质控中心 CT 质控项目（表 1-1、表 1-2 和图 1-1、图 1-2）。

表 1-1　　　　　　　　　　　　　　　　　　**定位 CT 机械质控**

机械部分	测试项目	容差	频度	备注
机架激光	共面性	±1 mm	每日	在整个影像平面内的最大误差
	与扫描中心层面的平行性和垂直性	±2 mm 或 0.5°	每月	在激光投影覆盖的长度范围内
	内激光指示中心点与扫描中心点的重合性	±2 mm	每月	
外激光	共面性	±1 mm	每日	整个影像平面内
	与扫描中心层面的平行性和垂直性	±2 mm 或 0.5°	每月或激光调整后	
	激光移动精度	±1 mm	每月或激光调整后	在整个定位范围内的定位误差

续表

机械部分	测试项目	容差	频度	备注
定位床	床面水平度	±2°	每月	整个床面范围内在负重情况下，整个移动范围内测试
	纵向移动时与扫描中心层面的垂直性	±2 mm	每月	
	纵向移动的到位精度	±1 mm	每月	
	升降移动的到位精度	±1 mm	每月	
机架	机架倾角指示精度	±1°	每年	从任意倾斜位置恢复到零位时的准确性和重复性
	机架倾角校正能力	±1 mm	每年	

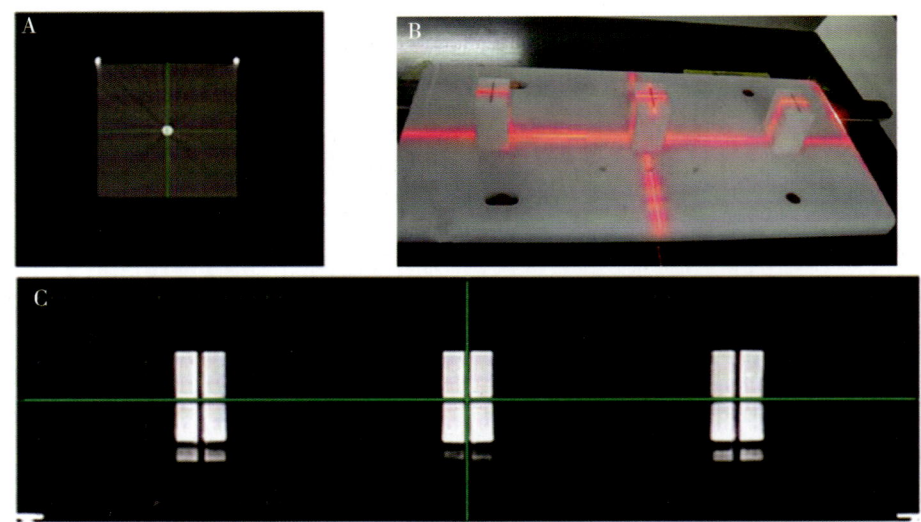

图 1-1   扫描层面定位的准确性检测

A. 为等中心检测模体（中心为直径 2 mm 圆球），CT 扫描中心（绿色十字线）处于白色圆球中心。B. 为 Civco MTTG66 模体摆位示意图。C. 为 Civco MTTG66 模体 CT 扫描影像，CT 扫描中心（绿色十字线）与模体中心模块的十字线重合，模体 3 个模块的十字线同时出现在同一 CT 层面。

表 1-2   定位 CT 图像质量

测试项目	容差	频度	备注
CT 值精度（水）	±5 HU	月检	相对于验收时的基线值
均匀性	±5 HU	月检	相对于验收时的基线值
图像噪声	±10%	半年检	相对于验收时的基线值
CT 值线性	60 HU	半年检	
空间完整性	±3%	半年检	图像的层内几何尺寸误差
高对比度分辨率		半年检	相对于验收时的基线值
低对比度分辨率		半年检	相对于验收时的基线值
重建层厚	±20% 或 ±1 mm 以较大者控制	半年检	相对于验收时的基线值
CT 值-电子密度曲线	±2%	年检及更换球管后	相对于验收时的基线值

注：立体定向放射治疗的剂量分布的要求更高、更准确，所以对图像质量要求也更精确。CT 模拟定位机的图像质量直接影响立体定向放射治疗的精确实施与投照，应予以重视。

Cathpan模体的CTP404模块模拟8种不同密度组织

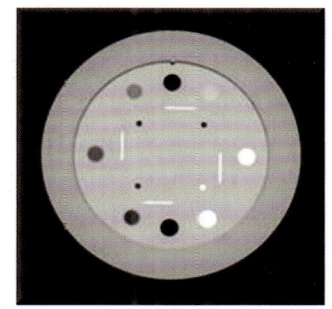

Nominal material formulation and specific gravity				
Material	Formula	Specific Gravity*	Electron Density (10^{23}e/g)	CT # est.
Air	.78 N, .21 O, .01 Ar	0.00	3.007	-1000
PMP	[$C_6H_{12}(CH_2)$]	0.83	3.435	-200
LDPE	[C_2H_4]	0.92	3.429	-100
Water	[H_2O]	1.00	3.343	0
Polystyrene	[C_8H_8]	1.05	3.238	-35
Acrylic	[$C_5H_8O_2$]	1.18	3.248	120
Delrin™	Proprietary	1.41	3.209	340
Teflon	[CF_2]	2.16	2.889	990

图 1-2　检测 CT 值准确性模体

立体定向放射治疗对模拟定位的特殊要求如下：

（1）立体定向放射治疗由于分次剂量大，治疗时间相对长，不仅要求摆位辅助装置固定效果好，还应考虑患者的体位舒适性，保证患者能很好地配合完成治疗。

（2）由于立体定向放射治疗的靶区小，放疗有计划有可能采用非共面的布野，应采用薄层（扫描层厚推荐为 1～3 mm、SRS 扫描层厚推荐不超过 1.5 mm）、大范围扫描（必须包含完整的靶区和需要评估的邻近危及器官）。对共面放射治疗技术，推荐扫描范围在头脚方向超出靶区边界至少 10 cm；对非共面放射治疗技术，推荐扫描范围在头脚方向超出靶区边界至少 15 m，使所有放射治疗射束的入射及出射路径在扫描范围内，保证剂量计算的准确性。

（3）胸腹部肿瘤实行立体定向放射治疗时大多会受运动的影响（包括呼吸系统、骨骼肌、心脏以及胃肠道系统引起的运动）。而立体定向放射治疗分次数少、单次剂量大、单次治疗时间长，运动引起的剂量偏差问题突出。定位时应使用考虑运动管理的扫描技术。针对胸腹部肿瘤运动管理大致包括：4D-CT 技术（在无 4D-CT 时，可采用呼气末屏气、吸气末屏气和正常呼吸 3 种状态扫描或慢速扫描）、腹部加压法、屏气技术，呼吸门控技术，实时肿瘤追踪技术。同时，对于脑部等软组织肿瘤的立体定向放射治疗，为精确定位靶区边界可采集多模态影像进行融合，如磁共振成像（MRI）、PET-CT、PET-MRI 等。采集多模态影像时，患者体位尽量与治疗体位保持一致。

（4）对于胸腹部肿瘤，考虑到呼吸运动的管理，在模拟定位前，应使用呼吸运动管理系统对患者进行训练，尤其在 4D-CT 定位前，应训练患者在整个扫描过程中保持稳定呼吸，以使系统能够获取到合适的呼吸波形减少图像伪影。

二、计划设计

放疗计划系统是放射治疗必不可少的剂量计算模拟工具。针对立体定向放射治疗的特点，治疗计划系统除了完成国家和行业要求的质控检测外，还应该重点关注计划系统图像的重建精度、多模态图像的配准精度、小野剂量的计算精度（参考国家癌症中心/国家肿瘤质控中心《小野剂量学临床实践指南》）。

（一）立体定向放射治疗技术的选择

立体定向放射治疗技术包括三维适形放射治疗（3D-CRT）、动态适形放射治疗（DCAT）、调强放射治疗（IMRT）、容积弧形调强放射治疗（VMAT）。其中三维适形放射治疗和动态适形放射治疗时叶片形状适形靶区，叶片运动简单，不用考虑靶区运动和叶片运动的相互作用效应。调强放射治疗和容积旋转放射治疗作为复杂的调强技术，调强能力强，计划剂量分布优于三维适形放射治疗和动态适形放射治疗。但缺点是计划复杂度高，在计划的整个执行过程中面临更多的不确定性，如叶片运动和靶区运动的相互作用导致的剂量形变等。有研究认为延长治疗时间、增加治疗次数或使用多个射野或多段治疗弧，可以减少叶片运动和肿瘤运动的相互作用效应。Ong CL 等使用运动模体研究 VMAT 技术在肺部立体定向放射治疗计划中叶片运动和靶区运动相互作用效应对剂量分布的影响，表明当放疗计划使用大于 2 段照射弧并且治疗次数大于 2 次时，相互作用效应的影响可降低，达到临床可以接受的水平。

3D-CRT、IMRT、DCAT 和 VMAT 技术都可用于立体定向放射治疗，计划设计时选用何种技术应综合考虑患者的靶区位置、处方剂量、选用何种呼吸运动管理技术等因素。

（二）放疗计划能量的选择

随着放疗技术迈入调强放疗时代，临床常用的能量为 6 MV 的 X 线基本能满足几乎所有部位肿瘤的立体定向放射治疗。对于常规的加速器构造，一般来说，射线能量越大，射野半影也会越大，尤其在低密度组织（如肺组织）中更加明显。对于腹部较深的肿瘤放射治疗，有研究表明 6 MV 和 10 MV 光子线的剂量分布没有明显的差异。同时考虑到使用大于 10 MV 光子线的中子防护问题，立体定向放射治疗使用 6 MV 能量的 X 射线是足够的。同时，由于立体定向放射治疗单次剂量大，治疗时间长，尽量使用高剂量率模式（如 FFF 模式）进行治疗，减少治疗时间，提高患者的舒适性。

（三）放疗计划射野的布置

立体定向放射治疗计划的布野原则是应使用尽可能多的射野从不同的方向聚焦到靶区上，从而形成靶区外陡峭的剂量分布。根据国家癌症中心/国家肿瘤质控中心推荐的布野方式，对于固定射野角度计划，建议使用多个射野照射，推荐不少于 7 个照射野，间隔大于 20°，避免对穿照射，单野的入射剂量应小于总剂量的 30％以防止急性皮肤反应；对于旋转照射计划，建议使用多弧照射；射野方向选择应综合考虑避开危及器官（OAR）、加速器机械限制、尽量缩短射束穿射路径等因素；对于中心型的靶区可以使用全弧，对于周围型的靶区可使用多个段弧。理论上使用非共面射野可以提高计划质量，但需注意机架、治疗床和患者的潜在碰撞风险。同时，由于非共面对治疗床的旋转精度要求较高，治疗时间相对共面计划长，故尽可能地使用共面野，只有当剂量限制要求无法满足时再考虑非共面野。

（四）放疗计划中心点的选择

对于单个靶区的立体定向放射治疗计划，计划中心应尽可能放在靶区中心，使靶区剂量不易受位置误差的影响。对于多个靶区，如果各个靶区中心距离不远，可以选择一个计划中心（所有靶区的几个中心），有条件的在治疗时可以使用六维治疗床进行治疗前的摆位修正。如果各个靶区的中心距离远，由于距离计划中心越远的靶区越容易受位置误差和旋转误差的影响，如果选择一个计划中心（所有靶区的中心），治疗摆位时应评估监测所有靶区（尤其离计划中心远的靶区）是否在允许的误差范围内。否则，应该采用多计划中心进行计划的设计。

（五）放疗计划叶片厚度和剂量网格的设置

由于立体定向放射治疗计划的高精确、小靶区和剂量快跌落的特点。使用精细的多叶准直器（MLC）叶片可以实现更适形的剂量分布，但因源具有一定的大小以及次级电子的散射，MLC 叶片宽度继续缩小时并不能进一步改善剂量分布，故推荐 MLC 叶片厚度应小于或等于 5 mm。

计算网格大小对剂量计算有较明显的影响，网格分辨率越高，计算结果越准确。立体定向放射治疗靶区体积小，剂量梯度陡峭，大的剂量网格会产生较大的统计误差。根据国家癌症中心质控要求推荐剂量计算采用≤2 mm 的网格尺寸。使用具备组织密度非均匀性校正能力的算法。

三、计划评估

不同于常规分割计划的评估，立体定向放射治疗计划靶区剂量适形度和剂量跌落根据计划靶区（PTV）大小有所不同，具体参考 RTOG 开展的相关临床试验和 AAPM TG101 报告。处方剂量采用"等剂量覆盖"来表示靶区最小剂量，等剂量一般表示成最大剂量的百分比。为保证靶区外剂量迅速跌落并尽量减少 OAR 的照射，立体定向计划以较低的等剂量覆盖靶区，通常 80％左右（范围 60％～90％）。

关于靶区剂量热点，从靶区内的均匀高剂量到靶区外低剂量的直线陡降在物理上是无法实现的，目前无证据表明追求肿瘤内的剂量均匀性具有更好的治疗效果。相反，靶区内的高剂量从生物学的角度看可以提高肿瘤控制率。参照国家癌症质控中心指南要求 PTV 以外不容许存在大于 1.05 倍处方的剂量。临床靶体积（CTV）或内靶体积（ITV）的最大剂量允许大于 1.2 倍处方的剂量，当 CTV 或 ITV 的最大剂量达到 1.4～1.6 倍的处方剂量时，剂量梯度最优。PTV 95％的体积应接受大于等于处方剂量，99％的体积应接受大于等于 90％的处方剂量。ITV 99％的体积及 CTV 100％的体积应接受到处方剂量（图 1－3）。

对于危及器官的剂量限值，参考国家癌症中心的报告（表 1－3）。

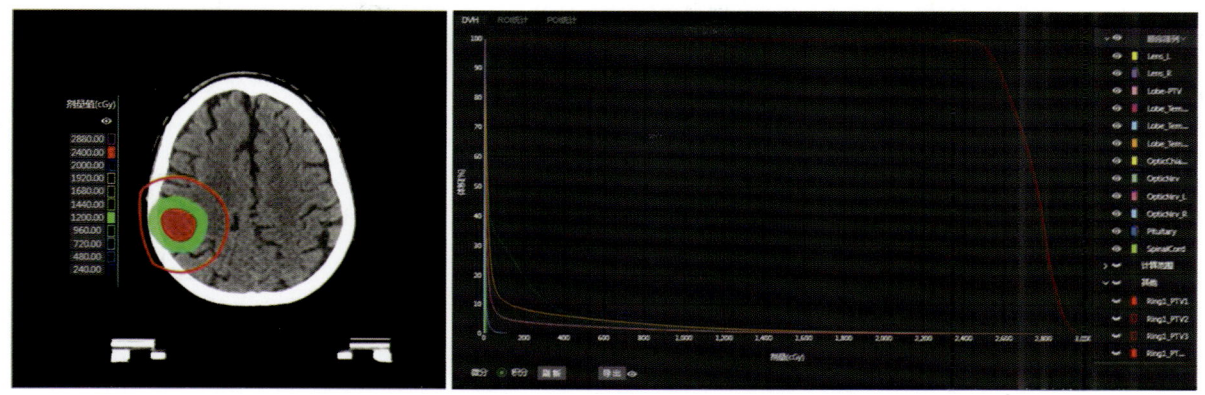

图 1－3　脑转移瘤：处方剂量 24 Gy/3 f，剂量分布图

表 1－3　　　　　　　　　　　　　　立体定向放射治疗正常组织限值

器官	器官类型	参数	1F/Gy	3F/Gy	4F/Gy	5F/Gy	终点（RTOG 放射损伤 3 级）
视觉通路	串型	D_{max}	＜10	＜17.4	＜21.2	＜25	视神经炎
		$D_{0.2\,cm^3}$	＜8	＜15.3	＜19.2	＜23	
耳蜗	串型	D_{max}	＜9	＜17.1	＜21.2	＜25	听力损伤
脑干（不包括延髓）	串型	D_{max}	＜15	＜23.1	＜27.2	＜31	脑神经炎
		$D_{0.5\,cm^3}$	＜10	＜18	＜20.8	＜23	
脊髓（含延髓）	串型	D_{max}	＜14	＜21.9	＜26	＜30	脊髓炎
		$D_{0.35\,cm^3}$	＜10	＜18	＜20.8	＜23	
		$D_{1.2\,cm^3}$	＜7	＜12.3	＜13.6	＜14.5	
部分脊髓（脊髓靶区上下 6 mm）	串型	D_{max}	＜14	＜21.9	＜26	＜30	脊髓炎
		$D_{10\%体积}$	＜10	＜18	＜20.8	＜23	
马尾	串型	D_{max}	＜16	＜24	＜28	＜32	神经炎
		$D_{5\,cm^3}$	＜14	＜21.9	＜26	＜30	
骶丛神经	串型	D_{max}	＜16	＜24	＜28	＜32	神经炎
		$D_{5\,cm^3}$	＜14.4	＜22.5	＜26	＜30	
食管	串型	D_{max}	＜15.4	＜25.2	＜30	＜35	食管狭窄
		$D_{5\,cm^3}$	＜11.9	＜17.7	＜18.8	＜19.5	
臂丛神经	串型	D_{max}	＜17.5	＜24	＜27.2	＜30.5	神经炎
		$D_{3\,cm^3}$	＜14	＜20.4	＜23.6	＜27	
心脏/心包	串型	D_{max}	＜22	＜30	＜34	＜38	心包炎
		$D_{15\,cm^3}$	＜16	＜24	＜28	＜32	
大血管	串型	D_{max}	＜37	＜45	＜49	＜53	动脉瘤
		$D_{10\,cm^3}$	＜31	＜39	＜43	＜47	
气管及大支气管	串型	D_{max}	＜20.2	＜30	＜34.8	＜40	气管狭窄
		$D_{4\,cm^3}$	＜10.5	＜15	＜15.6	＜16.5	

续表

器官	器官类型	参数	1F/Gy	3F/Gy	4F/Gy	5F/Gy	终点（RTOG 放射损伤 3 级）
小支气管和细支气管	串型	D_{max}	<13.3	<23.1	<28	<33	支气管狭窄伴肺不张
		$D_{0.5\,cm^3}$	<12.4	<18.9	<20	<21	
肋骨	串型	D_{max}	<30	<36.9	<40	<43	疼痛或骨折
		$D_{1\,cm^3}$	<22	<28.8	<32	<35	
皮肤	串型	D_{max}	<26	<33	<36	<18	皮肤溃疡
		$D_{10\,cm^3}$	<23	<30	<33.2	<39.5	
胃	串型	D_{max}	<12.4	<22.2	<27.2	<32	胃溃疡
		$D_{10\,cm^3}$	<11.2	<16.5	<17.6	<18	
十二指肠	串型	D_{max}	<12.4	22.2	<27.2	<32	十二指肠溃疡
		$D_{5\,cm^3}$	<11.2	<16.5	<17.6	<18	
		$D_{10\,cm^3}$	<9	<11.4	<12	<12.5	
空肠/回肠	串型	D_{max}	<15.4	<25.2	<30	<35	肠炎/肠梗阻
		$D_{5\,cm^3}$	<11.9	<17.7	<18.8	<19.5	
结肠	串型	D_{max}	<18.4	<28.2	<33.2	<38	结肠炎
		$D_{20\,cm^3}$	<14.3	<24	<24	<25	
直肠	串型	D_{max}	<18.4	<28.2	<33.2	<38	直肠炎
		$D_{20\,cm^3}$	<14.3	<24	<24	<25	
膀胱	串型	D_{max}	<18.4	<28.2	<33.2	<38	膀胱炎
		$D_{15\,cm^3}$	<11.4	<16.8	<17.6	<18.3	
阴茎球	串型	D_{max}	<34	<42	<46	<50	勃起功能障碍
		$D_{3\,cm^3}$	<14	<21.9	<26	<30	
股骨头	串型	$D_{10\,cm^3}$	<14	<21.9	<26	<30	股骨头坏死
肾门和主干血管	串型	$D_{2/3体积}$	<10.6	<18.2	<21	<23	恶性高血压
肺	并型	$D_{1\,500\,cm^3}$	<7	<10.5	<11.6	<12.5	肺功能损伤
		$D_{1\,000\,cm^3}$	<7.4	<11.4	<12.4	<13.5	
肝脏	并型	$D_{700\,cm^3}$	<9.1	<17.1	<19.2	<21	肝功能损伤
肾皮质	并型	$D_{200\,cm^3}$	<8.4	<14.4	<16	<17.5	肾功能损伤

四、放疗计划的验证

立体定向放射治疗单次剂量高，参考指南，为了评价标准操作流程的稳定性和合理性，在开展立体定向放射治疗前，应根据验收流程开展端对端的全流程模拟，组织专业团队进行这个流程的试运行，并观察和记录问题，重复端对端实验直到最终的标准测试流程确定，并且每个参与者应明确自己的工作职责和操作步骤及方法。每一步的端对端测试应由之后要负责该部分操作的员工进行操作。端对端测试试运行应针对不同部位肿瘤的立体定向放射治疗单独进行，应考虑治疗过程中的所有步骤（图1-4）。

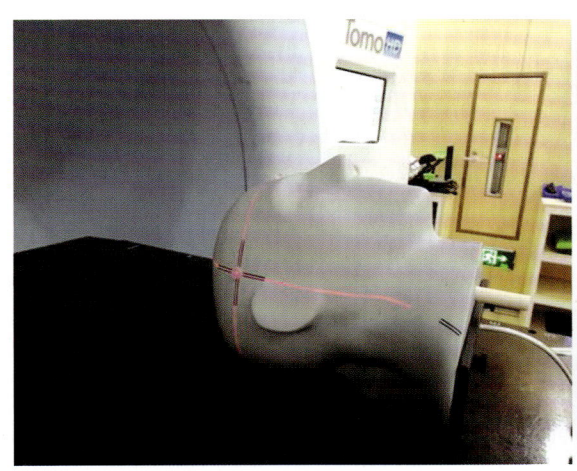
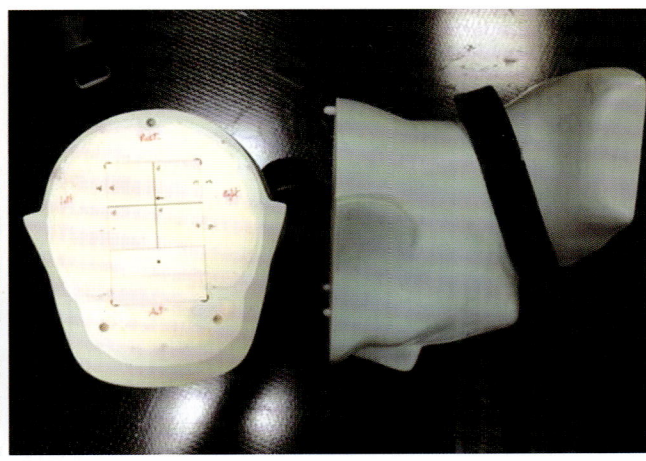

图 1-4　端对端头模测试

　　立体定向放射治疗靶区一般很小，普通的三维矩阵验证系统很难保证密集的探测点覆盖，尽量采用专门的密集探头的立体定向验证系统对于立体定向放疗计划，可以结合临床病例、技术设备，分析和记录其他标准下的伽玛通过率。伽玛通过率低于90％时，若不能通过的点广泛分布在靶区或危及器官内，且剂量差异有临床意义时计划不能通过，不能进行患者治疗；若不能通过的点无临床意义，与医生沟通是否接受计划和实施治疗（图 1-5）。

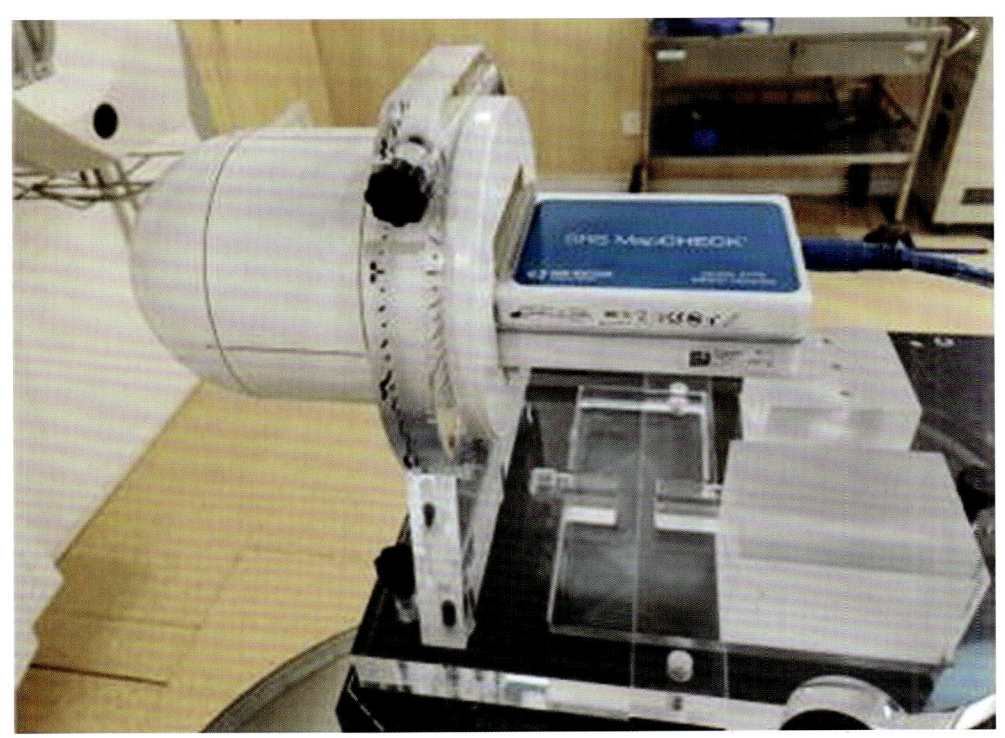

图 1-5　SRS mapcheck 验证设备

五、放疗实施

　　立体定向放射治疗单次剂量大、次数少，几乎没有容错的空间。尤其对于存在呼吸运动的胸腹部肿瘤，应重点关注运动的管理。治疗过程中可通过影像引导系统监测呼吸运动管理下靶区位置是否与预期一致，治疗师还需监控加速器、患者和门控或屏气系统的显示状态。采用屏气技术时，需要验证肿瘤位置在每次屏气时的稳定性和多次屏气的重复性（1-6）。

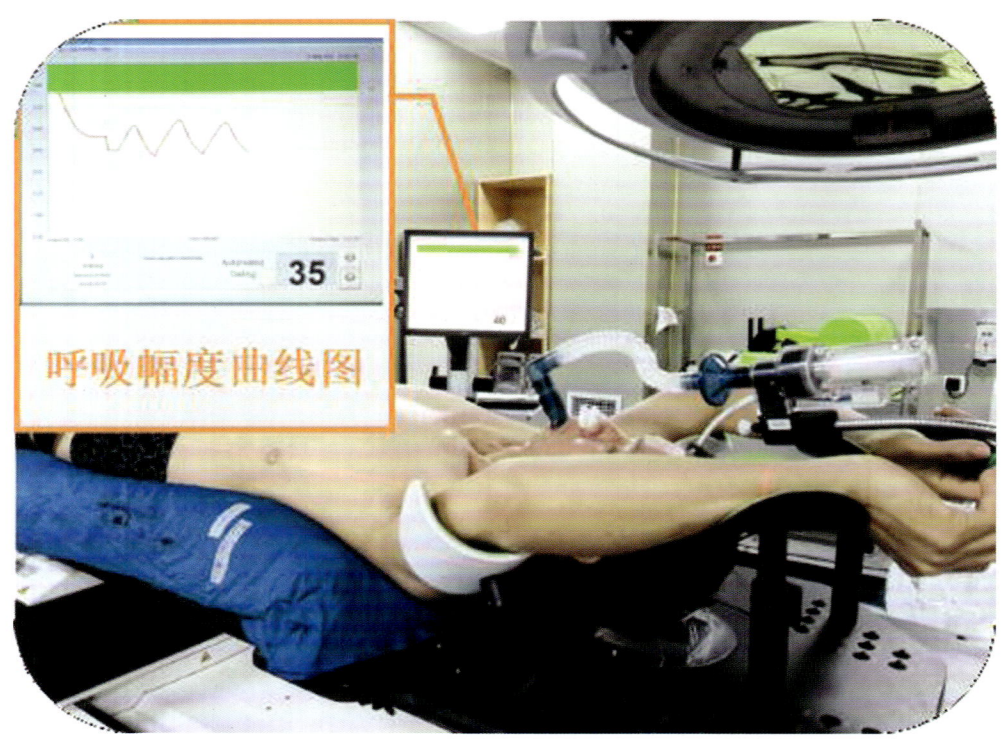

图 1 - 6 ABC 屏气治疗

在开展立体定向放射治疗前应先制定针对不同残余偏差值的应对策略，如什么情况可以治疗、什么情况需要重新摆位及什么情况需要重新定位。治疗过程中产生的应对处理也应作为质控的重要信息进行记录。如果条件允许，治疗中患者位置的变化也应被监测和记录并配备相应的应对策略。此外，任何治疗中断和治疗日程的变化都应被记录。

〔倪千喜 庞金猛 肖友立 谭剑锋 王芷妍 朱 俊〕

第二章　脑转移瘤的立体定向放射治疗

一、概述

据估计有 8%～10% 的癌症患者会发生脑转移，在初始诊断时脑转移瘤的患病率在不同的癌症组织中差别很大。例如，诊断有脑转移的转移性癌症患者的发病率的比例，在转移性黑色素瘤和转移性肺腺癌中估计超过 25%，在转移性肾细胞癌中为 10%，在转移性乳腺癌中为 7%，在头颈部转移癌或食管癌中为 5%，非食管转移性胃肠道肿瘤中为 2%。此外，许多患者在初始诊断后会出现脑转移。肺癌患者 1 年内发生脑转移的比例可能高达 20%，乳腺癌、肾细胞癌、黑色素瘤患者 1 年内发生脑转移的比例可能高达 5%～7%。脑转移性瘤包括脑实质转移和脑膜转移。脑实质转移瘤最常见的发生部位为大脑半球，其次为小脑和脑干。脑膜转移较脑实质转移少见，但预后更差。脑实质转移瘤的临床表现主要包括共性的颅内压增高、特异性的局灶性症状和体征，可在患原发瘤的任何时间表现出症状与体征，一般肺癌、黑色素瘤和胃癌多早期向颅内转移，而乳癌、肉瘤和其他胃肠道肿瘤转移到颅内的时间则较晚。脑转移瘤病程短，起病后病情呈进行性加重，如发生肿瘤出血坏死病情呈突然加重，也可呈卒中样发病。早期仅表现头痛、日渐加重，视盘水肿、癫痫，根据病变部位不同可出现局限性定位体征，如偏瘫、偏身感觉障碍、失语、眼球震颤、共济失调等体征。脑膜转移患者的临床表现常因肿瘤细胞侵犯部位不同而复杂多样，缺乏特异性，有时很难与脑实质转移引起的症状和治疗原发肿瘤出现的毒副反应相鉴别。脑转移患者的治疗应该在全身治疗的基础上进行针对脑转移的治疗。

二、临床分期

脑转移瘤的原发部位常见于肺、乳腺、皮肤、胃肠道等，原发肿瘤分期详见相关章节。

三、治疗原则

脑转移患者的治疗在过去的几十年里一直在发展。早期的尝试（大约 20 世纪 70 年代）在本质上主要是经验性的，强调使用姑息性措施类固醇和全脑放射治疗（whole brain radiation therapy，WBRT），并承认没有进行有对照的、随机的研究来指导手术和化学治疗（简称化疗）的使用。随后的循证指南一般以单独治疗方式（如手术、放疗和全身治疗）。目前一般在全身治疗的基础上进行针对脑转移的治疗，包括外科手术、WBRT、立体定向放射治疗（stereotactic radio-therapy，SRT）、内科治疗，或包括最近发表对治疗组合和靶向系统治疗研究的评估在内的多学科综合治疗，其目的是治疗转移病灶、改善患者症状和生活质量，最大限度地延长患者的生存时间。

脑转移手术治疗的适应证包括：单发灶、部位适合、易于切除，且肿瘤或其水肿占位效应重或导致脑积水；多发脑转移瘤：数目一般≤3 个（位置较表浅，非重要功能区）；急诊手术：颅内压失代偿、肿瘤卒中等濒临脑疝；复发脑转移瘤的再次手术（需综合评估）。以下情况脑转移瘤不宜手术：≥4 个脑转移灶首选 WBRT/SRT；肿瘤最大径小于 5 mm，尤其位于脑深部；位于脑干、丘脑、基底节的脑转移瘤原则上不首选手术。

《脑转移瘤治疗：美国临床肿瘤学会、神经肿瘤学会和美国放射肿瘤学会指南》（Treatment for Brain Metastases：*ASCO-SNO-ASTRO Guideline*）推荐，无论采用哪种全身治疗，有症状的脑转移患者均应接受局部治疗（放疗和/或手术）。美国放射肿瘤学会（American Society for Radiation Oncology，ASTRO）脑转移瘤放疗指南推荐，对有症状的脑转移，如果同时适合局部治疗及颅内有效的全身治疗，推荐先行局部治疗。对无症状脑转移，ASCO-SNO-ASTRO 脑转移瘤治疗指南推荐，推迟局部治疗的决定应基于多学科讨论，综合评价获益和风险。例如表皮生长因子受体（EGFR）突变型非小细胞肺癌（non-smal cell lung cancer，NSCLC）的无症状脑转移，可使用奥希替尼或埃克替尼，可推迟局部治疗至颅内病灶进展；未使用过免疫治疗的 PD-L1 表达的 NSCLC 的无症状脑转移，可先使用培美曲塞＋铂类＋帕博利珠单抗。对小细胞肺癌（small cell lung cancer，SCLC）的脑转移，无论是否有症状及转移病灶多少，均可行 WBRT，SCLC 患者发生脑转移时 WBRT 通常是首选治疗手段，因多发脑转移的发生概率高。之前接受过预防性脑照射（propylactic cranial irrodiation，PCI）等 WBRT 的复发患者，再次进行 WBRT 时要谨慎评估，或建议对复发病灶进行 SRT 治疗。

对脑转移病灶行手术切除的患者，因脑转移单纯手术后易复发，术后行术区局部 IMRT（对术区较大者）或 SRT 很有必要，尤其是对一般状况良好和颅外疾病控制的预后较好患者。对于孤立脑转移（包括大体积病灶），术后立体定向放射外科（stereotactic radiosurgery，SRS）或分次立体定向放射治疗（fractionated sterotactic radiation therapy，FSRT）可以达到 WBRT 联合手术的局部控制效果，同时使 58.4%～81% 的患者免于接受 WBRT。

四、放射治疗

放射治疗原则

1. 全脑放射治疗（WBRT）　WBRT 是脑转移瘤的主要局部治疗手段之一，可以缓解肺癌脑转移患者的神经系统症状、改善肿瘤局部控制情况。WBRT 对颅内亚临床病灶有一定的控制作用，但因其受正常脑组织的剂量限制，难以根治颅内病变，约三分之一非小细胞脑转移患者 WBRT 后颅内病变未控，50% 脑转移患者死于颅内病变进展。WBRT 适应证：大于 3 个转移灶的初始治疗，联合 SRS 局部加量；颅内转移灶切除术后的辅助治疗；SRS 失败后的挽救治疗；广泛脑膜转移；WBRT ＋椎管内化；脊膜转移：全脑全脊髓放疗；广泛期小细胞肺癌脑转移。全脑剂量范围：20～40 Gy/5～20 f，常用方案为 30 Gy/10 f，37.5 Gy/15 f，或 40 Gy/20 f；对预后差患者（多发、老年等）可使用 20 Gy/5 f。研究表明，保护海马的 WBRT 技术（HA-WBRT）可显著降低认知功能障碍，海马区限量 D 100%（100% 双侧海马体积的受照剂量）建议≤9 Gy，但不建议用于脑转移瘤靠近海马或有软脑膜病变的患者。

2. 立体定向放射治疗　脑转移立体定向放射治疗（SRT）具有定位精确、剂量集中、损伤相对较小等优点，能够很好地保护周围正常组织，控制局部肿瘤进展，缓解神经系统症状，且对神经认知功能影响小，已逐渐成为脑转移瘤的重要治疗手段。此外，SRT 对患者体质要求不高，并发症发生率低，可以门诊无创治疗，患者易于接受。SRT 在脑转移的治疗包括 SRS、FSRT 和大分割立体定向放射治疗（hypofractionateal stereotaitic radiation therapy，HSRT）。美国放射肿瘤学会（ASTRO）和美国神经外科医师协会（American Association of Neurological Surgeons，AANS）联合定义 SRS 为单次剂量或者 2～5 次的 SRT。

（1）立体定向放射治疗适应证：

1）单发或多发脑转移病灶都可以考虑接受 SRT 治疗：单发病灶直径小于 5 cm；多发病灶的数目多少主要取决于各种病灶的直径和总的靶体积。

2）各种病理来源的脑转移瘤，放射敏感的如小细胞肺癌全脑放射治疗后残存或复发也可采用 SRT 治疗。放射抗拒的如恶性黑色素瘤可直接采用 SRT。

3）无论是初发转移瘤还是复发病灶，或新出现的病灶。

4）发生在颅内不同部位的转移瘤：大脑或小脑，功能区或非功能区等都可经调整 SRT 治疗剂量和总剂量达到有效控制或姑息减症的目的。

5）既往因脑转移瘤接受过全脑放射治疗、化学治疗，脑部手术的患者，都可考虑接受 SRT 治疗。

6）由于脑转移瘤未予功能区所致一般情况差、运动障碍的患者，作为减症治疗可先行 SRT 治疗。

7）肺癌脑转移 SRT/FSRT 治疗的主要适应证：①单发直径 4～5 cm 以下的转移瘤（小细胞肺癌除外）的初程治疗；②≤4 个转移灶的初程治疗；③WBRT 失败后的挽救治疗；④颅内转移灶切除术后的辅助治疗；⑤既往接受 SRS 治疗的患者疗效持续时间超过 6 个月，且影像学认为肿瘤复发而不是坏死，可再次考虑 SRS；⑥局限的脑膜转移灶 WBRT 基础上的局部加量治疗。对于 1～4 个病灶的脑转移瘤，单纯 SRT 比单纯 WBRT 具有生存优势，且能更好地保留认知功能。

（2）立体定向放射治疗禁忌证：

1）颅内压增高未得到有效控制的不能接受 SRT 治疗，否则可能加重症状危及生命。

2）脑转移瘤内有活动性或较新鲜出血者近期不宜接受 SRT 治疗。

3）对难以按 SRT 治疗体位和时间接受治疗的患者，不能行 SRT 治疗。如患者不能平卧、一般情况太差、预计生存期小于 3 个月等都是 SRT 禁忌证。

（3）靶区勾画原则：脑转移瘤立体定向放射治疗靶区主要根据磁共振 T_1 增强像在 CT 定位图像上确定大体肿瘤靶体积（GTV），推荐应用磁共振、CT 融合技术勾画靶区。一般采用 GTV 边界外放 1～2 定位 PTV。对参考剂量线和边缘剂量的确定，X 刀、射波刀与 γ 刀有较大区别。X 刀多数以 80%～90% 等剂量线涵盖靶区。容积弧形调强放射治疗（VMAT）和螺旋断层放射治疗（TOMO）各自有不同的剂量分布特点，但都可用作大分割放射治疗。全脑放射治疗靶区勾画：CT 模拟定位建议扫描层厚2.5 mm，GTV：在 MRI T_1 增强和 CT 定位融合图像上勾画，为影像学可见的脑转移瘤，不包括周围水肿区。计划肿瘤靶体积（PGTV）：GTV 三维外放 2～3 mm。放疗技术包括技术：X 刀、γ 刀、射波刀、VMAT、TOMO 等。

（4）处方剂量及危及器官（OAR）限量：

1）处方剂量：脑转移瘤的剂量分割模式主要取决于治疗方式、分布及其他相关因素。美国国家综合癌症网络（NCCN）推荐脑转移 SRS 的最大边缘剂量为 15～24 Gy，并根据肿瘤体积调整。对于大体积的脑转移病灶，单次的 SRS 难以达到良好的局部控制，且治疗毒性明显提高。因此建议采用 FSRT。NCCN 推荐的常用 FSRT 方案为 27 Gy/3 f 或 30 Gy/5 f。转移瘤体积越大，单次剂量应越小，但总剂量应高。例如对于大体积的肺癌脑转移病灶（通常为＞3 cm），FSRT 的单次剂量建议 3.5～4 Gy，总剂量 52.5～60 Gy。必要时可采取分段治疗，给予总剂量 40～52 Gy/10～11 次后，休息 1～2 个月，待肿瘤缩小后，选择较小的准直器，适当推量，能获得较好的控制结果，有条件可采用替莫唑胺同步化疗。湖南省肿瘤医院常用处方剂量，单纯分次立体定向放射治疗（FSRT）：PGTV 40～50 Gy/5 Gy/8～10 f，或 PGTV 总剂量 52～60 Gy，分次剂量 3.5～4 Gy。WBRT＋FSRT（予贯）：PTV（全脑）30 Gy/3 Gy/10 f；瘤体局部加量 PGTV 10～15 Gy/5 Gy/2～3 f。

2）危及器官限量（表 2-1）：

表 2-1　　　　　　　中枢神经系统立体定向放疗危及器官限量

部位	限量	1 f 理想/Gy	1 f 最低要求/Gy	3 f 理想/Gy	3 f 最低要求/Gy	5 f 理想/Gy	5 f 最低要求/Gy	8 f 理想/Gy	8 f 最低要求/Gy
视神经	D_{max}	—	<8	—	<15	—	<22.5	—	—
耳蜗	D_{mean}	<4	<9	—	<17.1	—	<25	—	—
脑干（非延髓）	D_{max}（0.1 cm³）	<10	<15	<18	<23.3	<23	<31	—	—
脊髓（含延髓）	D_{max}（0.1 cm³）	<10	<14	<18	<21.9	<23	<30	<25	<32
	$D_{1 cm^3}$	<7	—	<12.3	—	<14.5	—	—	—
马尾、骶丛	D_{max}（0.1 cm³）	—	<16	—	<24	—	<32	—	—
	$D_{5 cm^3}$	—	<14	—	<22	—	<30	—	—

续表

部位	限量	1 f 理想 /Gy	1 f 最低要求 /Gy	3 f 理想 /Gy	3 f 最低要求 /Gy	5 f 理想 /Gy	5 f 最低要求 /Gy	8 f 理想 /Gy	8 f 最低要求 /Gy
正常脑组织（全脑-GTV）	$D_{10\ cm^3}$	<12	—	—	—	—	—	—	—
	$D_{50\%}$	<5	—	—	—	—	—	—	—
晶体	D_{max} （0.1 cm³）	<1.5	—	—	—	—	—	—	—
眼眶	D_{max} （0.1 cm³）	<8	—	—	—	—	—	—	—

3. 不良反应及处理

（1）脑水肿：

1）定义：脑水肿常引起或加剧颅内压增高，常表现为头痛、呕吐加重，躁动不安，嗜睡甚至昏迷。眼底检查可见视盘水肿。早期出现生命体征变化，脉搏与呼吸减慢，血压升高的代偿症状，如脑水肿与颅内压高继续恶化则可导致脑水肿生成脑疝。

2）颅内压增高的治疗：①脱水治疗。根据病情，选用脱水药物，目前常用20％甘露醇、速尿。可辅以浓缩血清白蛋白，脱水降压效果好。②梗阻性脑积水导致脑积水性脑水肿，行侧脑室持续引流，减少脑脊液量，达到减压和清除脑水肿的目的。③对脑细胞损害应用激素等药物，大剂量应用激素尚缺乏统一意见。自由基清除剂有一定治疗作用。④促进脑血流灌注，改善微循环，降低血脑屏障通透性，可应用钙通道拮抗剂如尼莫地平。⑤促进和改善脑代谢的功能。尼莫地平作为钙通道阻滞药有保护细胞膜，阻抑钙离子进入细胞内的作用，胞二磷胆碱是卵磷脂在脑内生物合成过程中的重要辅酶，而卵磷脂是神经细胞膜的重要组成成分，脑蛋白水解物、吡拉西坦、阿米三嗪-萝巴辛等药物有促进细胞氧化还原作用，增加细胞能量，加速脑细胞功能的修复。⑥必要时手术治疗。

（2）脑干损伤：是指由于脑部疾病或者外力因素引起的脑桥、中脑、延髓部位的损伤，严重时会出现不同程度的意识障碍、呼吸困难，脑干损伤治疗的目的主要在于抢救生命，减少致残的概率，患者往往预后较差。

（3）放射性脑病：放射性脑病患者的急性期症状以急性颅高压表现为主——头痛、头晕。严重时有恶心、呕吐、视盘水肿等。早期临床表现多可见较典型的嗜睡综合征、学习、记忆力下降，部分患者可以出现烦躁、不自主哭闹等精神异常症状；晚期患者主要为放射性脑坏死及严重的神经功能障碍；额、颞叶受损患者可出现定时、定向力障碍，甚至出现痴呆、癫痫发作；脑干损伤可有脑神经和锥体束损害症状，如复视、呛咳、巴宾斯基征阳性等；小脑受损导致共济失调（走路时步履不稳，肢体摇晃，动作反应迟缓及准确性变差）、肌张力异常。脑功能区损伤可造成相应的神经功能缺失，如偏瘫、失语、失认等。

依据各种不同症状的发生时间，放射性脑损伤可分为三期：急性期、早期迟发反应期（早迟期）和晚期迟发反应期（晚迟期）。

1）急性期：放疗开始后数天或数周发生，表现为精神状态和神志的改变，包括头痛、恶心、呕吐、颅内高压和意识障碍等。一般认为是可逆的。

2）早迟期：照后1～6个月发生，可出现一过性脱髓鞘。患者可表现为兴奋性提高、食欲不振、头晕、嗜睡、学习记忆力减退、易怒和乏力等症状，甚至出现肿瘤相关症状和体征的加剧。上述症状和体征多是可恢复的。

3）晚迟期：此期为不可逆损伤。在照后6个月后至数年出现，造成明显的毛细血管内皮细胞和少突胶质细胞损伤；病变较重甚至是致命的，包括脑萎缩、脑白质病、坏死、内分泌功能障碍、认知能力降低和痴呆。局限性放射性坏死表现为运动、感觉、语言、接受能力的改变，癫痫和颅内压增高等。弥漫性白质损伤表现为从轻微倦息到记忆力减退，性格改变，共济失调，最终导致痴呆或死亡。

放射性脑病的治疗通常来说首先可能需要放射性治疗暂停，然后给予营养神经的药物，甲钴胺、维

生素 B_1 来营养神经，促进神经的修复。神经节苷脂、脑蛋白水解物，以及鼠神经生长因子等都可以促进神经的修复。同时还可以给予高压氧治疗，改善大脑缺氧，而改善放射性脑病症状。还可以用活血药物，改善大脑微循环和大脑缺血、缺氧状况。

康复治疗根据放射相关并发症不同，分为早期并发症治疗和晚期并发症治疗。早期并发症可以通过高压氧、传统针刺治疗。吞咽功能障碍属于晚期并发症，需要进行吞咽功能训练，如出现言语功能障碍或构音障碍、声音嘶哑，可以进行言语和构音训练。出现肢体乏力、偏瘫需要进行偏瘫训练，出现认知、情绪改变、精神改变，需进行相应认知方面训练。

五、免疫治疗

放疗结合免疫治疗

2021 年意大利放射与临床肿瘤学协会报道的一项关于非小细胞肺癌脑转移的立体定向放射治疗联合免疫治疗的 19 个意大利的回顾性研究，SRT＋IT 的患者有更长的颅内局部无进展生存期（Local progression-free survival，LPFS）（$P=0.007$），且未观察到 SRT＋IT 和单独 SRT 之间放射性坏死方面的显著差异。

中国医学科学院肿瘤医院的 Meta 分析，纳入了 19 项研究，16 405 名脑转移癌患者，其中 14 226 名为非小细胞肺癌患者，进行脑部放疗联合免疫和单纯脑部放疗的疗效以及不良反应的比较。脑转移中免疫联合放疗 vs 单纯放疗无统计学意义，但高异质性。在 NSCLC 脑转移亚组分析中，有统计学意义，异质性显著降低。NSCLC 脑转移中免疫联合放疗总生存期（OS）优于单纯放疗。2022 年美国北卡罗来纳州 Wake Forest School of Medicine 的关于 SRS 联合免疫治疗 NSCLC-BM 的局部控制的报道显示与历史对照组相比，同时接受免疫检查点抑制剂联合放射外科治疗的患者的局部控制和总生存期均得到改善，强烈表明 SRS 和免疫检查点抑制剂在脑转移的局部治疗中存在协同作用。中南大学湘雅医院团队的 Meta 分析，纳入了 46 项研究，4 443 位非小细胞肺癌脑转移患者。其中 595 位患者进行了脑部放疗联合免疫和单纯脑部放疗的疗效比较，无论无进展生存期（PFS）还是 OS，ICI＋RT 优于单纯 RT。

意大利米兰圣拉斐尔研究所检索了截至 2020 年 12 月的 703 篇文献中，共有 22 篇文章被纳入分析，15 项回顾性研究比较 SRS 与 SRS-IT，7 项回顾性研究不同 IT 时机，15/22 篇涉及黑色素瘤脑转移，6/22 篇侧重于 NSCLC 转移，一篇包括黑色素瘤和 NSCLC 脑转移，分析了 2 667 名患者（1 816 名黑色素瘤、753 名 NSCLC 和 98 名其他原发癌症），报道了立体定向放疗与 IT 结合可显著改善中位 OS（尤其是黑色素瘤患者），PFS 与 IT 应用时间关系紧密，联合治疗（SRS-IT）的病灶反应和程度上改善显著，初始反应时间短，颅内复发时间延长，SRS-IT 较单纯 SRS 对局部和远处控制有显著影响。免疫治疗联合放疗的时间，莫菲特癌症中心的回顾性研究，17 例 NSCLC（共 49 处脑转移病灶）接受免疫治疗联合 CNS 放疗，22 处（45％）病灶为放疗后序贯 ICI 治疗，13 处（27％）为放疗同步 ICI 治疗，14 处（29％）为 ICI 后序贯放疗，免疫治疗联合放疗，尤其是免疫治疗前或同步接受 SRS，可显著提高脑转移瘤控制率。中南大学湘雅医院团队的 Meta 分析显示，在同步免疫联合放疗 vs 先免疫后放疗的方案中，同步治疗的复发转移显著少于先免疫后放疗。其余指标无统计学意义。脑转移患者的同步免疫联合放疗的复发转移控制优于序贯免疫联合放疗。

六、病例分析

病例（一）

患者无明显诱因出现间歇性轻度额顶部疼痛，伴有定向力减退，无头晕，不伴恶心、呕吐，无发热、抽搐，无视物模糊，无记忆力减退，无肢体功能障碍，休息后可稍缓解，行头部 MRI 示：左枕叶占位，胶质瘤（图 2-1）？在全身麻醉下行开颅探查左枕叶深部占位性病变切除术，术后复查脑 MRI 示：左枕叶占位术后改变，术区积气积液伴少许出血，头皮下少许积液（图 2-2）。术后病理诊断：①（左枕叶肿物）转移性腺癌，建议临床详查肺等处；②（癌旁组织）未见癌。免疫组化：CK-P＋

CK7＋TTF-1＋CK20-Villin-NapsinA＋Tg-Ki-67 约 30％。术后靶区勾画：GTVtb（术后瘤床靶区）参照术前及术后 MRI 检查定义为临床检查和影像学可见的左枕叶术区（图 2-3），放疗剂量：PGTVtb 5 000 cGy/10 次。

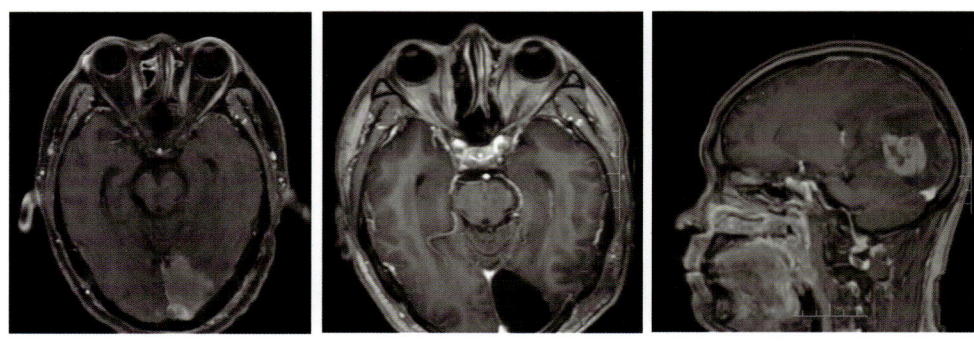

图 2-1　术前脑部 MRI 图像

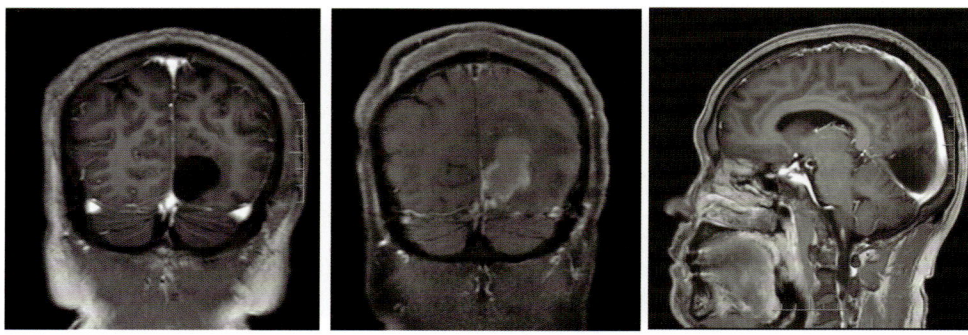

图 2-2　术后脑部 MRI 图像

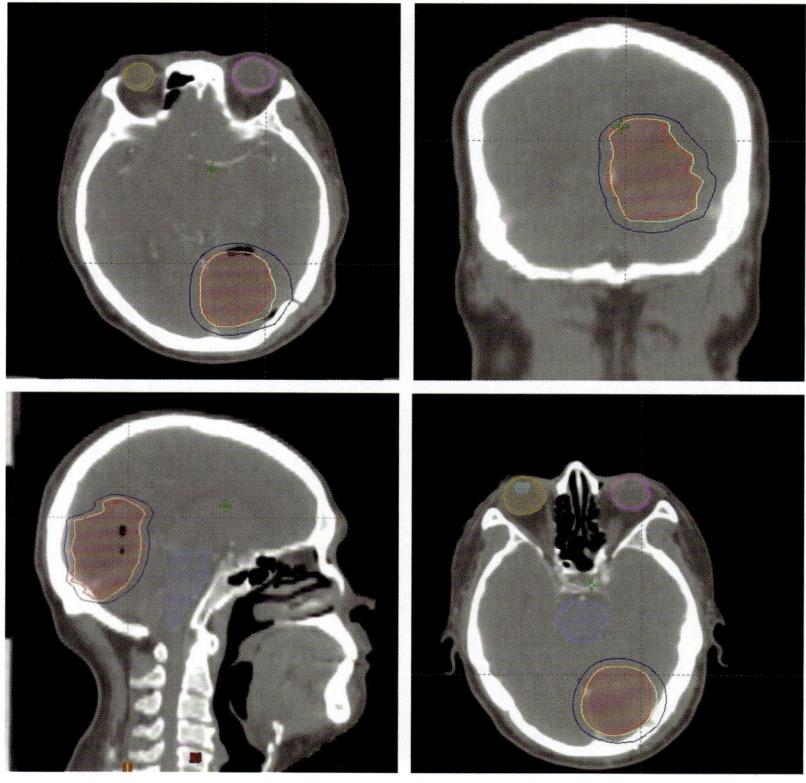

图 2-3　术后头部靶区勾画示例

病例（二）

　　患者因发现肺腺癌 5 天入院。入院病理诊断：（右下肺）结合免疫组化，符合肺腺癌。抗酸（一）。免疫组化：P40（一），P63（一），HCK（一），CK7（＋），NapainA（＋），TTF1（＋），CD56（一），SYN（一），VIM（一），KI67（约 20％＋）。头部 MRI 示：右侧额叶、右侧枕叶、左侧颞叶多发转移瘤（图 2 - 4）。给予头部转移瘤放疗，处方剂量：PGTV 5 000 cGy/10 次（图 2 - 5）。

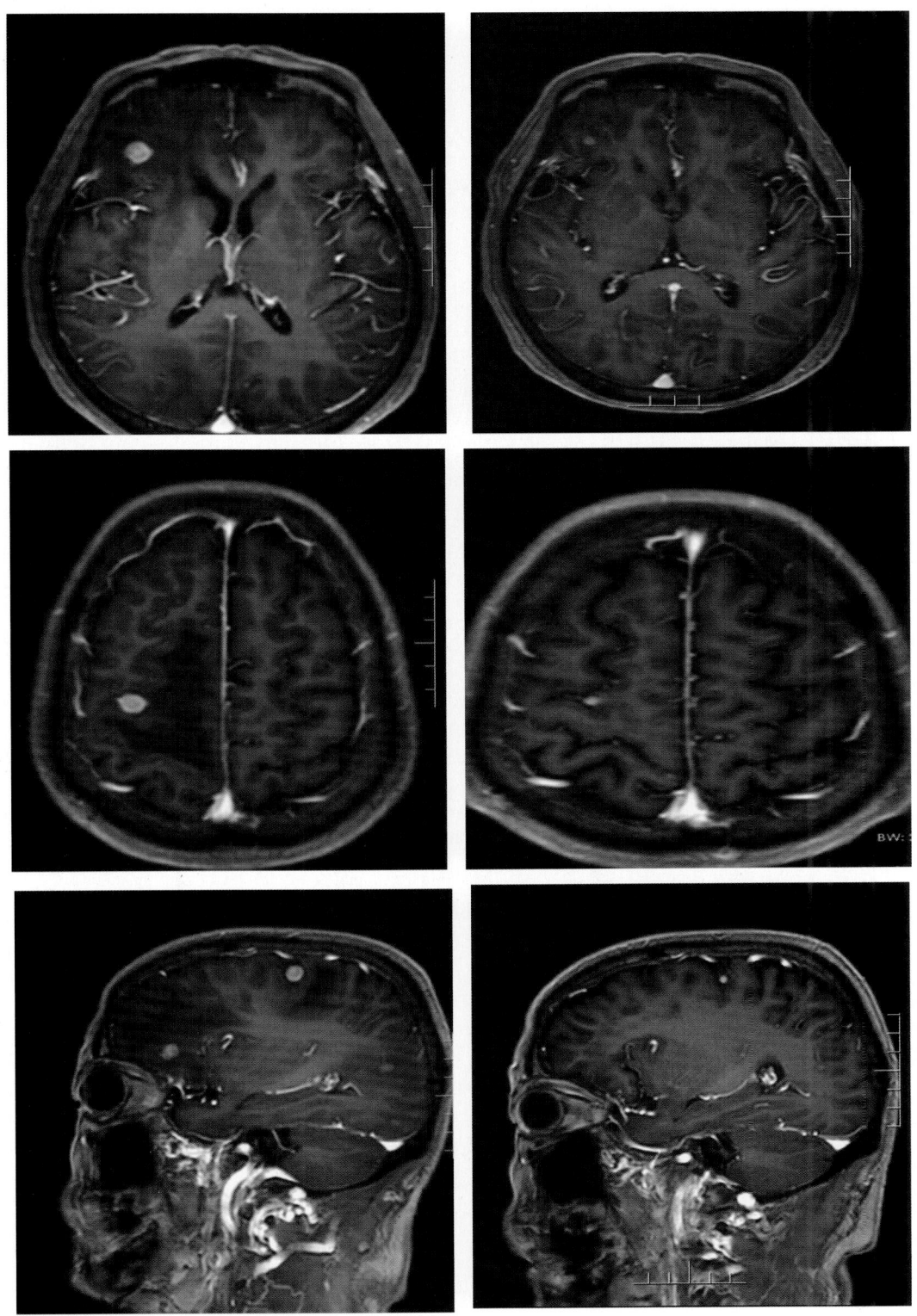

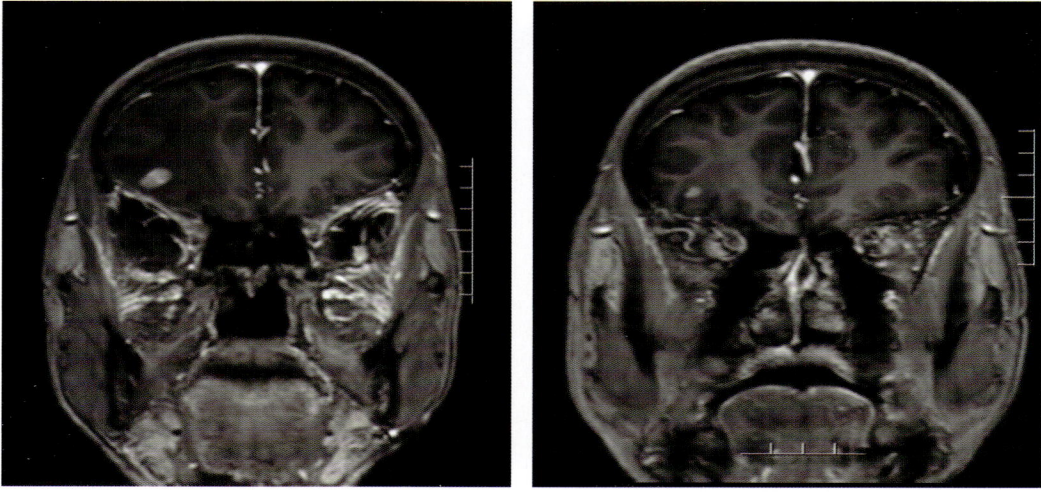

图 2‐4 脑部 MRI

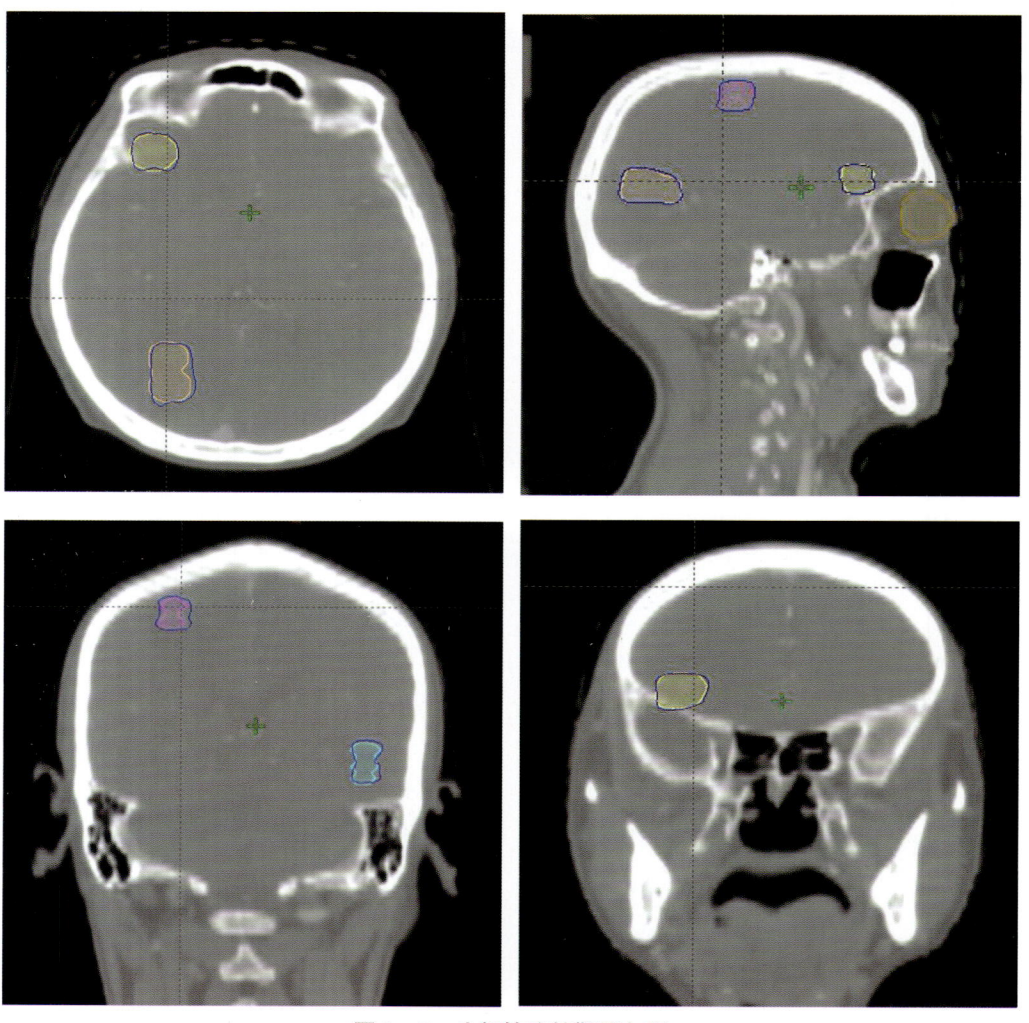

图 2‐5 头部转移灶靶区勾画

病例（三）

患者 2017 年因"乳腺癌"新辅助化疗 4 个周期，于全身麻醉下行"左乳癌改良根治术"，术后病理示：左乳癌化疗后。①（左乳）呈增生性改变，未见癌组织残留；②乳头、皮肤及基底切缘未见癌累及；③腋下淋巴结 11/13 可见癌转移。ER-PR-CerbB-2（＋）Ki-67 约 70％ CK5/6＋ P63-E-cad＋EGFR（＋/－）。2020 年 2 月 19 日患者无明显诱因诉头痛伴左侧肢体活动障碍，呈间歇性发作，持续未见明显缓解，行脑 MRI 提示颅内占位病变，考虑转移瘤可能性大。行脑部转移瘤切除术，术后病理考虑乳腺癌脑转移。定期复查脑部 MRI 提示颅内新发转移灶（图 2-6）。给予头部转移瘤放射治疗，处方剂量：PGTV 4 000 cGy/8 次（图 2-7）。

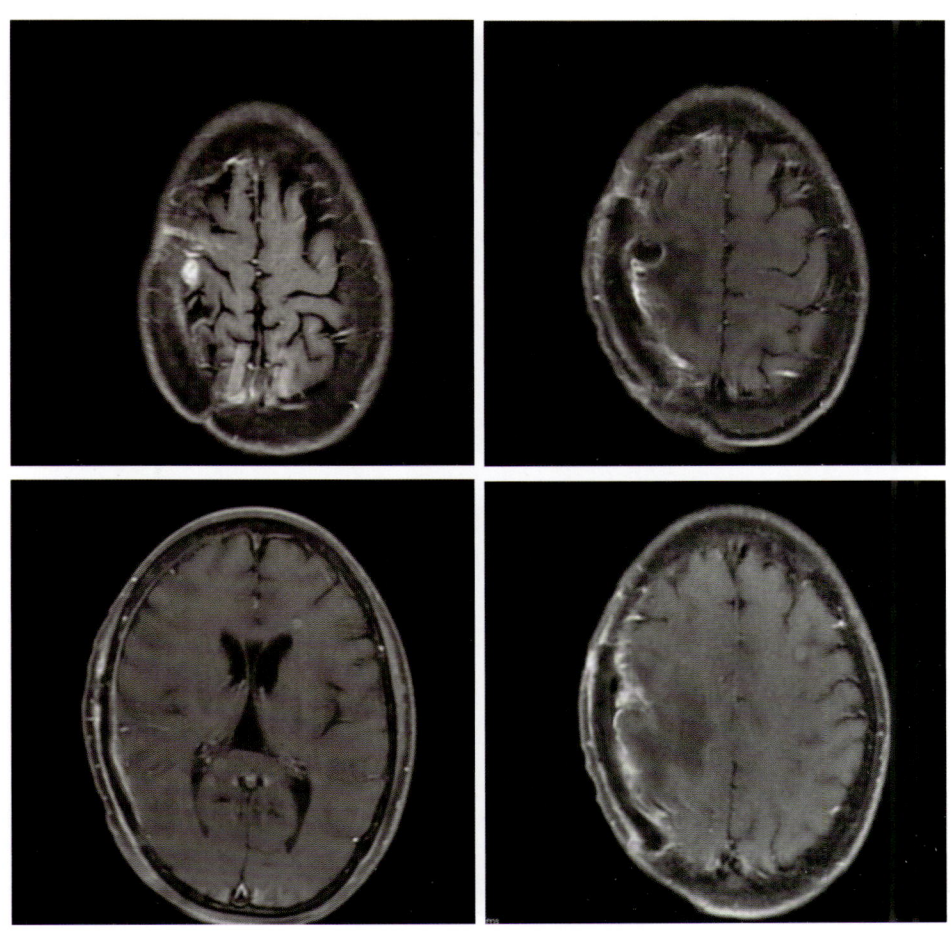

图 2-6　脑部 MRI 图像

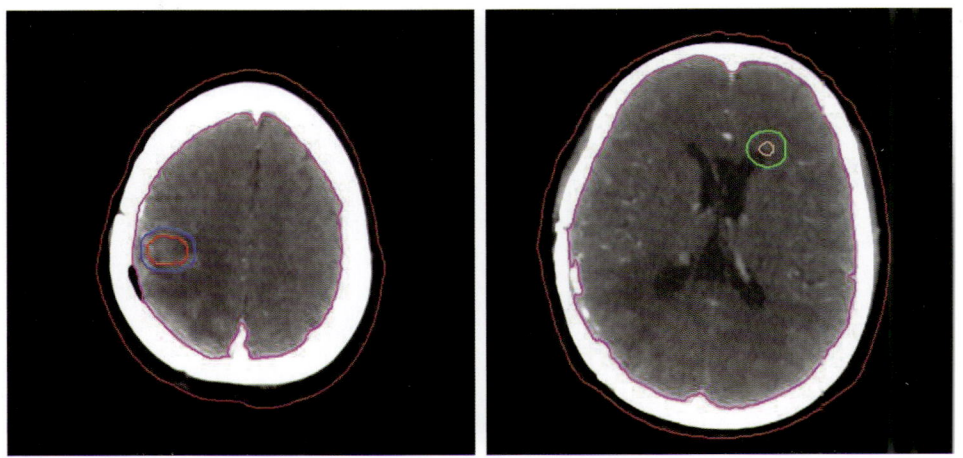

图 2-7　头部转移灶靶区勾画

〔贺礼理　叶旭　刘峰　吴湘玮〕

第三章 脑胶质瘤的立体定向放射治疗

一、概述

胶质瘤是成人最常见的颅内原发肿瘤，占所有脑肿瘤的 35%～60%，发病率呈逐渐上升趋势。中国中枢神经系统肿瘤发病率和死亡率高，我国脑胶质瘤年发病率为 5～8/10 万，5 年病死率仅次于胰腺癌和肺癌。脑胶质瘤的临床表现主要为三大类：颅内压增高、神经功能及认知功能障碍和癫痫发作；治疗以手术切除为主，结合放疗、化疗等综合治疗。高级别胶质瘤（high-grade gliomas，HGG）：世界卫生组织（World Health Organization，WHO）Ⅲ级/Ⅳ级患者的中位生存期仅为 24～36 个月和 12～15 个月。

二、临床分期

（一）肿瘤分类及分子表型

胶质瘤是一组具有胶质细胞表型特征的神经上皮肿瘤的总称。2021 年第 5 版《WHO 中枢神经系统肿瘤分类标准》，整合了肿瘤的组织学特征和分子表型，提出了新的肿瘤分类标准。这个标准是目前脑胶质瘤诊断及分级的重要依据（表 3-1）。

表 3-1 **2021 年《WHO 中枢神经系统肿瘤分类标准》（第 5 版）**

项目	标准
成人型弥漫性胶质瘤	星形细胞瘤，IDH 突变型
	少突胶质细胞瘤，IDH 突变伴 1p/19q 联合缺失型
	胶质母细胞，IDH 野生型
儿童型弥漫性低级别胶质瘤	弥漫性星形细胞瘤，*MYB* 或 *MYBL1* 变异型
	血管中心型胶质瘤
	青少年多形性低级别神经上皮肿瘤
	弥漫性低级别胶质瘤，MAPK 信号通路变异型
儿童型弥漫性高级别胶质瘤	弥漫性中线胶质瘤，H3 K27 变异型
	弥漫性大脑半球胶质瘤，H3 G34 突变型
	弥漫性儿童型高级别胶质瘤，H3 野生和 IDH 野生型
	婴儿型半球胶质瘤
局限性星形细胞胶质瘤	毛细细胞型星形细胞瘤
	有毛细胞样特征的高级别星形细胞瘤
	多形性黄色星形细胞瘤
	室管膜下巨细胞星形细胞瘤
	脊索样胶质瘤
	星形母细胞瘤，伴 *MN1* 改变

续表

项目	标准
室管膜肿瘤	幕上室管膜瘤
	幕上室管膜瘤，*ZFTA* 融合阳性型
	幕上室管膜瘤，*YAP*1 融合阳性型
	后颅窝室管膜瘤，PFA 组
	后颅窝室管膜瘤，PFB 组
	脊髓室管膜瘤
	脊髓室管膜瘤，*MYCN* 扩增型
	黏液乳头型室管膜瘤
	室管膜下瘤

（二）肿瘤的 WHO 分级

在新版分类中不再跨肿瘤实体分级，而是根据肿瘤类型分级，进一步强调了肿瘤类型内的生物学相似性。同时，在组织学分级的基础上引入分子特征，当肿瘤组织形态表现为低级别但具有特定分子变异时，可将该肿瘤定为高级别，如 CDKN2A/B 纯合性缺失的 IDH 突变型星形细胞瘤，即使未出现微血管增生或坏死等高级别组织学特征，也将被诊断为中枢神经系统 WHO 4 级。新版分级体系仍然保留了中枢神经系统的特点。建议在确定级别时使用"中枢神经系统 WHO 级别"一词。

表 3-2　　　　　　　　　　　　　部分类型 CNS WHO 分级

肿瘤类型	WHO 分级
星形细胞瘤，IDH 突变型	2，3，4
少突胶质细胞瘤，IDH 突变和 1p/19q 共缺失型	2，3
胶质母细胞瘤，IDH 野生型	4
弥漫性星形细胞瘤，*MYB* 或 *MYBL*1 变异型	1
青少年多形性低级别神经上皮肿瘤	1
弥漫性大脑半球胶质瘤，H3 G34 突变型	4
多形性黄色星形细胞瘤	2，3
多结节和空泡性神经元肿瘤	1
幕上室管膜瘤	2，3
后颅窝室管膜瘤	2，3
黏液乳头状室管膜瘤	2
脑膜瘤	1，2.3
孤立性纤维性肿瘤	1，2.3

三、治疗原则

（一）初治脑胶质瘤（低级别、高级别胶质瘤）的治疗原则

1. 手术治疗　胶质瘤的手术治疗原则是最大范围安全切除肿瘤，解除占位征象和缓解颅内压增高症状；解除或缓解因脑胶质瘤引发的相关症状如继发性癫痫等；获得病理组织和分子病理，明确诊

断；降低肿瘤负荷，为后续的综合治疗提供条件。脑胶质瘤的手术治疗方式主要分为肿瘤切除术和病理活检术。对于 HGG 及弥漫性低级别胶质瘤（LGG），强烈推荐最大范围安全切除肿瘤（Ⅱ级、Ⅲ级证据）。

2. 放射治疗　通常是在明确肿瘤病理后，采用 6～10 mV 直线加速器，常规分次放疗，择机进行。立体定向放射治疗不适用于脑胶质瘤的初始治疗。

3. 药物治疗　化疗可以延长脑胶质瘤患者的无进展生存时间及总生存时间。HGG 生长及复发迅速，进行积极有效的个体化化疗更有价值。其他药物治疗如分子靶向和生物免疫治疗等，目前均尚在临床试验阶段。鼓励有条件及符合条件的患者，在不同疾病阶段参加药物临床试验。肿瘤切除程度影响化疗效果，推荐在最大范围安全切除肿瘤的基础上进行化疗。术后应尽早开始足量化疗。在保证安全的基础上完成既定方案，可获得最佳的治疗效果，同时应注意药物毒性并监测患者的免疫功能。选择作用机制不同及毒性不重叠的药物进行联合化疗，以减少毒性和耐药的发生率。根据肿瘤的组织病理和分子病理特征，针对性地选择合适的化疗方案。某些抗肿瘤药和抗癫痫药会相互影响，同时使用时应酌情选择。积极参与有效可行的药物临床试验。

4. 电场治疗　肿瘤电场治疗的原理是通过中频低场强的交变电场持续影响肿瘤细胞内极性分子的排列，从而干扰肿瘤细胞的有丝分裂，发挥抗肿瘤作用。目前的研究显示电场治疗安全、有效，推荐用于新诊断胶质母细胞瘤（GBM）（Ⅰ级证据）和复发 HGG 的治疗（Ⅱ级证据）。2020 年 5 月，国家市场监督管理总局通过了电场治疗的上市申请，并批准将其与 TMZ 联合用于新诊断 GBM 患者的治疗，以及作为单一疗法用于复发 GBM 患者的治疗。

（二）复发胶质瘤的治疗原则

1. 手术治疗　复发脑胶质瘤的手术治疗获益尚缺乏高级别的循证医学证据。手术原则是最大范围安全切除肿瘤。手术的目的包括：获取组织学和生物学信息，确定是复发还是假性进展，减小肿瘤负荷，缓解症状，术后可进行其他治疗。新型手术辅助技术有助于实现最大范围安全切除复发脑胶质瘤。复发脑胶质瘤的手术治疗必须个体化，考虑患者的年龄、临床功能状态、组织学类型、初始治疗反应、复发类型（局部还是弥漫性）、第一次手术和再次手术的时间间隔、既往治疗方式等。

2. 放射治疗　在评估复发脑胶质瘤再程放疗的安全性时，应充分考虑肿瘤的位置及大小。对于较小的复发病灶，回顾性研究多采用立体定向放射外科治疗或低分次立体定向放射治疗。传统的常规分次放疗研究多集中在体积相对较大的复发病灶，由于复发前多接受过放疗，再次放疗剂量的叠加可能会造成脑组织的严重损伤，应充分考虑脑组织的耐受性和放射性脑坏死的发生风险。研究显示，放疗联合贝伐珠单抗及替莫唑胺能够延长部分患者的无进展生存时间和总生存时间。

3. 药物治疗　目前，尚无针对标准治疗后复发脑胶质瘤的标准化疗方案。如 HGG 复发后强烈建议优先选择临床试验，如果无合适临床试验，可采用以下方案。

（1）LGG 复发后的可选方案：①放疗加辅助 PCV 化疗；②放疗加辅助 TMZ 化疗；③放疗同步和辅助 TMZ 化疗；④既往无 TMZ 治疗史的患者可使用 TZM 化疗；⑤洛莫司汀或卡莫司汀；⑥PCV 方案；⑦以卡铂或顺铂为基础的化疗方案；⑧如有 BRAF V600E 激活突变或 NTRK 融合者可推荐相应的靶向药物。

（2）WHO 3 级胶质瘤复发后的可选方案：①TMZ；②洛莫司汀或卡莫司汀；③PCV 方案；④贝伐珠单抗；⑤贝伐珠单抗加化疗（卡莫司汀/洛莫司汀、TMZ）；⑥依托泊苷；⑦以卡铂或顺铂为基础的化疗方案；⑧如有 BRAF V600E 激活突变或 NTRK 融合者可推荐相应的靶向药物。

（3）GBM 复发后的可选方案：①贝伐珠单抗；②TMZ；③洛莫司汀或卡莫司汀；④PCV 方案；⑤瑞戈非尼；⑥贝伐珠单抗加化疗（卡莫司汀/洛莫司汀，TMZ）；⑦依托泊苷；⑧以卡铂或顺铂为基础的化疗方案；⑨如有 BRAF V600E 激活突变或 NTRK 融合者可推荐相应的靶向药物。

4. 电场治疗　推荐用于复发 HGG 的治疗（Ⅱ级证据）。2020 年 5 月，国家市场监督管理总局通过了电场治疗的上市申请，并批准将其与 TMZ 联合用于新诊断 GBM 患者的治疗，以及作为单一疗法用于复发 GBM 患者的治疗。

四、放射治疗

（一）初诊高级别脑胶质瘤放疗原则

1. 放疗时机　HGG 的生存时间与放疗的开始时间密切相关，术后早期放疗能有效延长患者的生存期。强烈推荐术后尽早（术后 2～6 周）开始放疗（Ⅱ级证据）。

2. 放疗技术　推荐采用三维适形放疗或适形调强技术，常规分次放疗。适形放疗技术可提高靶区剂量的覆盖率、适形度及对正常组织的保护力度，缩小不必要的照射体积，降低并发症（Ⅱ级证据）。放疗前的图像验证是放疗质控不可缺少的环节。

3. 放疗剂量　推荐放疗照射的总剂量为 54～60 Gy，常规分次放疗。如果肿瘤体积较大和/或位于重要功能区及 WHO 3 级胶质瘤，可适当降低照射总剂量（Ⅰ级证据）。尽管三维适形放疗或适形调强技术具有提高靶区适形度、减少正常组织受量、最大限度缩小照射体积、能够给予靶区更高的放疗剂量等优点，但提高剂量后的疗效尚未得到证实，所以应慎重考虑提高照射总剂量或分次量。

4. 靶区确定　HGG 的放疗靶区争议的焦点主要是最初的临床靶体积（CTV）是否包括瘤周水肿区。美国肿瘤放射治疗协会推荐 CTV1 应包括瘤周水肿区外 2 cm 区域，照射剂量为 46 Gy；缩野后 CTV2 需在大体肿瘤靶体积（GTV）外扩 2 cm，照射剂量为 14 Gy。2021 年《美国国家综合癌症网络指南》推荐 MRI T1 增强或 T2 FLAIR 异常信号为 GTV，应外扩 1～2 cm 形成 CTV；如果考虑水肿区，建议包括在一程 CTV1 中（46 Gy/23 f），二程增量区（14 Gy/7 f）CTV2 仅包括残余肿瘤和/或术后瘤腔并适当外扩。Ⅱ期临床试验证实：靶区是否包括水肿区，在肿瘤控制和生存期上无明显差异。而欧洲癌症研究和治疗组织推荐的 CTV 设定并未强调一定要包括所有瘤周水肿区。靶区勾画原则是在安全的前提下尽可能保证 60 Gy 的肿瘤照射剂量，靶区勾画应参考术前、后 MRI，正确区分术后肿瘤残存与术后改变，预判肿瘤侵袭路径。在临床实践中，医生应根据靶区位置、肿瘤体积、患者年龄、KPS 等因素综合考虑，灵活运用以上关于靶区设定的建议，平衡照射剂量、体积与放射性损伤之间的关系。

5. 联合放化疗　放疗与 TMZ 同步应用。

（1）GBM：强烈推荐成人初始治疗者行放疗联合 TMZ（75 mg/m²）同步化疗，并随后行 6 周期的 TMZ（150～200 mg/m²）辅助化疗。在放疗中和放疗后应用 TMZ，可显著延长患者的生存期（Ⅰ级证据），这一协同作用在 MGMT 启动了区甲基化患者中最为明显（Ⅱ级证据）。

（2）WHO 3 级胶质瘤：对于存在 1p/19q 联合缺失的脑胶质瘤患者对化、放疗更敏感（Ⅰ级证据）。放疗联合 PVC 化疗是一线治疗方案（Ⅰ级证据）。目前，TMZ 对 WHO 3 级胶质瘤的治疗已初步显示疗效（Ⅱ级证据），且不良反应更少。研究 TMZ、放疗、1p/19q 联合缺失三者关系的两项大型临床随机试验正在进行，中期结果显示：对于无 1p/19q 联合缺失者，放疗联合 12 个周期 TMZ 化疗，可显著改善患者的生存期。IDH 野生型伴或不伴 TERT 启动子区突变的患者，临床预后最差，应提高放、化疗的强度，在 WHO 2 级胶质瘤中也同样存在此现象。对 WHO 3 级胶质瘤进行放疗，应根据患者的具体情况，包括一般状态、分子病理和治疗需求等采用个体化的治疗策略，治疗选择包括放疗联合 PCV 方案或 TMZ 多种治疗模式，以及参加临床试验等。

（二）初诊低级别脑胶质瘤放疗原则

目前，LGG 术后放疗的适应证、最佳时机、放疗剂量等存在争议，通常根据患者预后的风险高低来制订治疗策略。

1. 危险因素　年龄≥40 岁、肿瘤未全切除、肿瘤体积大、术前神经功能缺损、IDH 野生型等是预后不良的危险因素。对于肿瘤未全切除或年龄≥40 岁的患者，推荐积极行早期治疗。年龄＜40 岁且肿瘤全切除的患者，可选择密切观察，但应综合考虑患者的病情和分子病理学类型后慎重决定。

2. 放疗剂量　推荐 LGG 放疗的总剂量为 45～54 Gy，分次剂量为 1.8～2.0 Gy（Ⅰ级证据）。对于 IDH 野生型 LGG（新版分类定义的 WHO 4 级星形细胞瘤）需提高剂量至 59.4～60.0 Gy。适度提高放疗剂量（54～59.4 Gy）有助于延长患者的生存期，尤其对于分子病理定义的星形细胞瘤或 MGMT 启动了非甲基化的患者。分次剂量＞2 Gy 会增加发生远期认知障碍的风险（Ⅱ级证据）。

3. 靶区确定　GTV 主要是根据术前、术后 MRI FLAIR 异常信号区域判定。正确区分肿瘤残留和术后改变尤其重要，推荐以 GTV 外扩 1～2 cm 作为 LGG 的 CTV。

（三）复发胶质瘤的放疗原则

在评估复发脑胶质瘤再程放疗的安全性时，应充分考虑肿瘤的位置及大小。对于较小的复发病灶，回顾性研究多采用立体定向放射外科治疗或低分次立体定向放射治疗。传统的常规分次放疗研究多集中在体积相对较大的复发病灶，由于复发前多接受过放疗，再次放疗剂量的叠加可能会造成脑组织的严重损伤，应 BADIE 充分考虑脑组织的耐受性和放射性脑坏死的发生风险。研究显示，放疗联合贝伐珠单抗及 TMZ，能够延长部分患者的无进展生存时间和总生存时间。再程放疗包括立体定向外科、近距离放疗以及再程外照射。一些小样本的研究中，采用大分割再程放疗联合贝伐单抗取得了较好的疗效。

五、复发胶质瘤的立体定向放射治疗

（一）立体定向放疗适应证

复发胶质瘤：对于较小的复发病灶，回顾性研究多采用立体定向放射外科治疗或低分次立体定向放疗。由于复发前患者多接受过放疗，再次放疗剂量的叠加可能会造成脑组织的严重损伤，应充分考虑脑组织的耐受性和放射性脑坏死的发生风险。复发胶质瘤立体定向放疗的方式主要包括立体定向放射外科（stereotatic radiosurgery，SRS）和大分割立体定向放疗（HFSRT/H-SRT）。

复发脑胶质立体定向放疗的适应证各肿瘤中心有差异。Maranzano 等对复发胶质瘤立体定向放疗的研究中，SRS 适应证：肿瘤直径＜30 mm 及体积不超过 14 cm³，且肿瘤离重要脑结构（如脑干、视交叉等）有安全距离。FSRT 适应证：适直径＞30 mm 或体积大于 14 cm³，或肿瘤邻近重要脑结构，如脑干、视交叉等。

（二）立体定向放射治疗禁忌证

1. 立体定向放射治疗不适用于脑胶质瘤的初始治疗。

2. 体积相对较大的复发病灶。

（三）靶区勾画原则

对复发脑胶质的放疗靶区勾画各肿瘤中心有差异。Cabrera 等报道的 SRS 治疗复发胶质瘤，在 MRI 的 T1 增强和定位 CT 融合图像勾画靶区，GTV 为 T1 增强图像病灶。PTV 为 GTV 外扩 1 mm。Maranzano 等对复发胶质瘤采用 HFSRT 治疗，GTV 为 T1 增强图像病灶，CTV 和 PTV 范围同 GTV（不外扩）（详见表 3-3）。

表 3-3　　　　　　　　　　　复发胶质瘤立体定向放射治疗的靶区勾画

作者，年份	放疗技术	GTV	PTV	剂量分割
Cabrera, et al. 2013	SRS	GTV 为 T1 增强图像病灶。在 MRI 的 T1 增强和定位 CT 融合图像勾画	GTV 外扩 1 mm	PTV＜2 cm 或最大径 2～2.9 cm：18 Gy/次或 24 Gy/1 次。PTV 在 3～5 cm：25 Gy/5 次（5 天连续照射）
Maranzano, et al. 2011	SRS	GTV 为 T1 增强图像病灶。CTV：GTV 不外扩	范围同 GTV/CTV（不外扩）	中位剂量 17 Gy/1 f（范围：14～22 Gy）。根据肿瘤最大径确定 SRS 剂量：肿瘤直径≤20 mm、21～30 mm、31～40 mm 分别给与 24 Gy、18 Gy、15 Gy。
Maranzano, et al. 2011	HFSRT	GTV 为 T1 增强图像病灶。CTV：GTV 不外扩	GTV/CTV 外扩 3 mm	中位剂量 30 Gy（范围：15～45）（分次剂量 3 Gy/f）

续表

作者，年份	放疗技术	GTV	PTV	剂量分割
Fogh，et al. 2010	HFSRT	GTV：MRI 的 T1 增强像的肿瘤边界	同 GTV（不包括水肿带）	中位剂量 30 Gy（范围：15～45）（分次剂量 3 Gy/f）
Minniti，et al. 2015	HFSRT	GTV 包括术腔和肿瘤病灶。CTV：GTV 外扩 5 mm（在解剖边界修裁）	CTV 外扩 1～2 m。危及脑干、视神经、视交叉及眼球。	25 Gy/5 f（5 Gy/次）
Shapiro，et al. 2013	HFSRT	GTV 在 T1 增强和 CT 融合图像上勾画	GTV 外扩 5 mm	30 Gy/5 f（6 Gy/次，2 次/周，2.5 周）

（四）处方剂量及危及器官限量

1. 处方剂量　各研究中心报道的 SRT 剂量分割不同。Cabrera 等报道 SRT 对 PTV<2 cm³ 或最大径 2～2.9 cm 的病灶，处方剂量为 18 Gy/次或 24 Gy/1 次；对 PTV 在 3～5 cm³ 病灶，给予 25 Gy/5 次，5 天连续照射。复发胶质瘤 SRT 剂量分割模式见表 3-4。

表 3-4　　　　　　　　　复发 HGG 的立体定向放射外科（SRS）剂量分割模式

作者，年份	病例数	WHO 分级（n）	分次总剂量/（Gy 次）	PTV 体积/cm³
Combs, et al. 2005	32	Ⅳ（32）	15/1	10（1.2 59.2）
Patel，et al. 2009	26	Ⅳ（26）	18/1	10.4（0.3 60.1）
Maranzano, et al. 2011	13	Ⅳ（13）	17/1	5.3（0.6 14）
Torok, et al. 2011	14	Ⅳ（14）	27/3	6.97
Elliott，et al. 2011	26	Ⅲ（10）Ⅳ（16）	15/1	1.22
Cuneo，et al. 2012	63	Ⅲ（174）Ⅳ（49）	15/1＋贝伐单抗（Beva）	4.8
Conti, et al. 2012	12	Ⅳ（12）	20/2	13.8
Skeie et al. 2012	51	Ⅳ（51）	γ 刀中位边缘剂量 12.2（范围：8～20）/1；中位中心剂量 31（范围：16～57）/1	12.4
Cabrera，et al. 2013	15	Ⅲ（7）Ⅳ（8）	<3 cm 病灶：24 或 18/1；3～5cm 病灶：25/5	NR
Martínez Carrillo，et al. 2014	87	NR	18/13	8.7（1 42.6）

2. 危及器官限量　Minniti 等应用 HFSRT 治疗复发胶质瘤，危及脑干、视神经及视交叉、眼球等。Skeie 等应用伽玛刀治疗复发脑胶质瘤，γ 刀中位边缘剂量 12.2 Gy（范围：8～20 Gy）/1 次。危及器官限量为：脑干受照射 12 Gy 体积<1 mL，前视通路<8 Gy，耳蜗<4 Gy。

表 3-5　　　　　　　　　复发 HGG 的立体定向放射外科（SRS）的预后及不良反应

作者，年份	OS/月	PFS/月	严重不良反应率/%
Combs, et al. 2005	10（OS 6，72%；OS 12，38%）	5（PFS 6，33%）	0
Patel，et al. 2009	8.5	NR	7.7
Maranzano，et al. 2011	11（OS 6，77%；OS 12，36%）	NR	23.1
Torok，et al. 2011	10（OS 6，79%；OS 12，30%）	5（进展时间）	0

续表

作者，年份	OS/月	PFS/月	严重不良反应率/%
Elliott，et al. 2011	13.513.5（GBM：12；OS 12，37%） （AA：26.4；OS 12，80%） （AMOA：9.7；OS 12，20%）	5.5	7.7
Cuneo，et al. 2012	10	6	8~14
Conti，et al. 2012	12 vs 7（SRS/TMZ vs. SRS）	7 vs 4（PFS 6，66.7% vs 18%）	41.7
Skeie，et al. 2012	12	6（进展时间）	9.8
Cabrera，et al. 2013	14.4	3.9（PFS 6，20%）	6.7
Martínez Carrillo，et al. 2014	10（AA：17；GBM：7.5）	NR	0

表 3-6　　　复发 HGG 的大分割立体定向放射治疗（HFSRT）参数

作者，年份	病例数	总剂量/单次剂量	分次数/每周放疗次数	PTV 边界/mm	中位肿瘤体积/cm³
Fogh，et al. 2010	147	35；3.5	10；每天	—	22（0.6~104）
Minniti，et al. 2013	54	30；6	5；每天	3~5	9.7（3.1~32.3）
Shapiro，et al. 2013	24	30；6	5；2	5	—
Ogura，et al. 2013	30	22.5~35；4.5~7	5；每天	1~2	3.02（0~36.1）
Cia mmela，et al. 2013	15	25；5	5；每天	3~5	—
Wuthrick，et al. 2014	11	30~42；2.5~3.75	10~15；每天	0	16.75（0.05~72.01）
Miwa et al. 2014	21	25~35；5~7	5；每天	3	—
Dincoglan，et al. 2015	28	25；5	5；每天	3	—
Minniti，et al. 2015	54	25；5	5；每天	1~2	12.4（1.8~43.3）
Shi，et al. 2016	12	30~35；3~3.5	10；每天	5	26.8（2.7~143）
Antoni，et al. 2016	20	18.75~37.5；6.25	3~6；3	—	0.91（0.02~18.5）
Clarke，et al. 2017	15	27~33；9~11	3；—	2~5	—
Reynaud，et al. 2018	32	27~30；5~9	3~6；2~3	2~5	6.1（0.1~42.2）

表 3-7　　　复发 HGG 的大分割立体定向放射治疗（HFSRT）预后和不良反应

作者，年份	OS/月	PFS/月	并发症（病例数）
Fogh，et al. 2010	GBM：8；3 级胶质瘤：11	—	类固醇增加：19
Minniti，et al. 2013	12.4	6	3 级神经功能恶化：4
Shapiro，et al. 2013	32.1（从诊断起）	7.5	—
Ogura，et al. 2013	10.4	3	3 级放射性坏死：2
Cia mmela，et al. 2013	9.5	—	神经功能恶化：2
Wuthrick，et al. 2014	11	5.8	—
Miwa，et al. 2014	11	6	放射性坏死：2
Dincoglan，et al. 2015	10.3	5.8	—
Minniti，et al. 2015	贝伐单抗：11；福莫司汀：8.3	贝伐单抗：6；福莫司汀：4	放射性坏死：3

续表

作者，年份	OS/月	PFS/月	并发症（病例数）
Shi，et al. 2016	7.8	—	3 级放射性坏死：1
Antoni，et al. 2016	17.7	12	—
Clarke，et al. 2017	13	7	3 级放射性坏死：1
Reynaud，et al. 2018	15.6	3.7	1 级放射性坏死：4

（五）不良反应及处理

复发胶质瘤立体定向放射治疗的不良反应包括神经功能恶化、放射性脑损伤等（表 3-5、表 3-7）。放射性脑损伤的发生时间、发生机制、临床表现详见表 3-8。减少放射性脑损伤的根本在于预防，合理规划照射的总剂量、分次量及合适的靶区体积，可有效减少放射性脑坏死的发生。

不良反应的治疗：①放射性脑水肿。可予甘露醇、糖皮质激素、贝伐珠单抗、高压氧等减轻脑水肿。②梗阻性脑积水。建议及时行脑室-腹腔分流手术。③神经功能受损或局灶性神经功能损伤。一般神经营养和支持治疗，包括药物治疗和高压氧等。

表 3-8　　　　　　　　　　　　　复发脑胶质瘤放射性脑损伤的特点

特点	急性放射性脑损伤	亚急性放射性脑损伤	晚期放射性脑损伤
发生时间	放疗中或放疗后 6 周内	放疗后 6 周至 6 个月	放疗后数月至数年
发生机制	可能为血管扩张、血脑屏障受损和水肿所致	同"急性放射性脑损伤"	损伤包括白质脑病、放射性坏死和其他各种病变（多为血管性病变），通常是进行性和不可逆的放疗总剂量、分次剂量等与白质脑病的发生直接相关。非治疗相关因素：如糖尿病、高血压、高龄等均可使白质脑病的发生率增加。同步化疗也是危险因素
临床表现	表现为颅内压增高征象（恶心/呕吐/头痛/嗜睡等），通常短暂且可逆 应用皮质类固醇类药物可缓解症状 在 MRI 上有时表现出弥漫性水肿	表现为嗜睡和疲劳，通常可在数周内自愈必要时给予皮质类固醇类药物控制症状	放疗最严重的晚期不良反应是放射性脑坏死，发生率为 3%～24%。放射性脑坏死的临床表现与肿瘤复发相似，如初始症状的再次出现、原有的神经功能障碍恶化。影像学上出现进展且不可逆的强化病灶，其周围有相关水肿

六、免疫治疗

（一）抗 PD-1/PD-L1 治疗进展

PD-1/PD-L1 是肿瘤细胞逃离机体免疫杀伤的重要免疫抑制靶点。临床使用的 PD-1/PD-L1 抗体包括 pembrolizumab、nivolumab、durvalumab 等。目前 PD-1/PD-L1 单抗治疗 GBM 的Ⅲ期临床试验均以失败告终，包括针对 rGBM 的 CHECKMATE 143（与 BEV 组相比，nivolumab 组 OS 无延长），MGMT 启动子非甲基化 nGBM 的 CHECKMATE 498（nivolumab＋RT 组 OS 与 TMZ＋RT 组相比无延长）及针对 MGMT 启动子甲基化 nGBM 的 CHECKMATE 548（nivolumab＋RT＋TMZ 组 PFS 与 TMZ＋RT 组相比无延长，OS 结果未公布）。CHECKMATE 143 的亚组分析中发现对于接受 nivolumab 治疗的 rGBM 患者来说，基线未使用糖皮质激素和 MGMT 启动子甲基化是 OS 延长的独立预后因子，但受样本量的限制，该部分患者是否能从 nivolumab 治疗中获益仍需进一步研究。但值得注意的是，新辅助 PD-1 单抗治疗能成功逆转 rGBM 微环境的免疫抑制性，增强局部及全身的抗肿瘤免疫应答，提高局部免疫细胞浸润。Schalper 等在Ⅱ期临床试验中对 rGBM 患者术前 2 周结合术后每 2 周使用 nivolumab（3 mg/kg 静脉输注），成功激起免疫应答，增强了趋化因子的转录表达，提高了免疫细胞浸润数量。总体中位 PFS 为 4.1 个月，中位 OS 为 7.3 个月，且有一部分患者明显获益，其中 2 例患者 PFS 达到 28.5 个月及 33.3 个月。

（二）细胞免疫治疗进展

细胞免疫治疗是采集人体自身免疫细胞，经过体外培养，使其数量呈千倍增多，增强靶向性杀伤功能，然后再回输到人体以打破免疫耐受，激活和增强机体的免疫能力。这类技术包括细胞过继免疫治疗（adoptive cell ular immuno therapy，ACI）、肽疫苗接种（peptide vaccination）、树突状细胞免疫治疗（dendritic cell immuno therapy）等。

（三）联合治疗

1. 免疫联合抗血管生成靶向治疗　有临床前研究显示贝伐单抗（BEV）可抑制 VEGF 介导的树突状细胞成熟障碍，促进抗原递呈与 T 细胞对肿瘤抗原的免疫应答，下调免疫抑制细胞 MDSCs 与 Treg 的活性，促进肿瘤微环境从免疫抑制向免疫支持方向转化，同时通过肿瘤血管结构正常化，增加肿瘤组织内的 T 细胞浸润数量，活化肿瘤的局部免疫微环境。2019 年 BEV 与免疫联合治疗模式已在两项其他癌肿的Ⅲ期临床研究 IMpower150 和 IMbrave150 中取得阳性结果。这种模式的联合治疗在后续胶质瘤临床试验中的效果仍待证实。此外，BEV 在 rGBM 治疗中的激素替代效应，可避免激素对人体的免疫抑制，增加了 rGBM 患者从免疫治疗中获益的机会。目前还有许多正在进行的临床研究，旨在探索 PD-1/PD-L1 抑制剂与 BEV 联用是否能使 rGBM 患者取得临床获益。其中，还有一些临床研究对（新辅助）PD-1/PD-L1 抑制剂＋BEV 联合放疗或手术的疗效获益进行了比较。（NCT03890952，NCT03743662，NCT03661723，NCT02336165）一项由 Moffitt 等发起的一项Ⅰ期临床研究：复发胶质母细胞瘤或间变性星形细胞瘤 HFSRT 联合帕博丽珠单抗和贝伐单抗，HFSRT 联合帕博丽珠单抗和贝伐单抗治疗复发高级别胶质瘤安全、耐受性良好，帕博丽珠单抗可能增加 HFSRT 联合＋贝伐单抗的疗效，需进一步临床试验。

2. 抗血管生成靶向治疗联合电场治疗（TTFields）　TTFields 是一种新型的肿瘤辅助治疗手段，它运用中频、低强度的交变电场，引起胞内纺锤体微管亚单位的排列紊乱以及大分子的介电泳，干扰肿瘤细胞有丝分裂。目前两个已完成的Ⅲ期临床试验分别评价了 TTFields 在 rGBM（EF-11）和 nGBM（EF-14）中的疗效并获得可喜的结果。在条件允许的情况下，国内外指南推荐 TTFields 可用于 nGBM 和 rGBM。同时，结合电场治疗的各类联合治疗策略也正在积极探索中。由于 BEV 能够快速稳定部分胶质瘤进展，故可以与逐渐起效的 TTFields 联用。目前已有临床研究在进行这方面的探索。其中一项开放性单臂Ⅱ期临床研究（NCT01894061）显示 TTFields 联合 BEV 治疗的疗效及耐受性良好，这一结果有待更多高级别循证医学证据证实。

3. Stupp 方案基础上 TTFields 联合免疫治疗　一项在标准 Stupp 方案基础上再加上 TTFields 和 pembrolizumab 的多中心前瞻单臂开放性Ⅱ期临床研究（2-THE-TOP，NCT03405792）也正在进行中，计划入组 29 例，主要终点为与历史对照（EF-14）相比的 PFS。2019 年 SNO 公布了其中期分析的结果，截至 2019 年 10 月 29 日，共入组 12 例可评估的患者，入组患者中的 8/12 例（67％）未出现疾病进展，10 例（83％）存活，目前中位 PFS 超过 12 个月，且安全可耐受，未来可望取得较好结果。

六、病例介绍

病例

患者，男，58 岁。因间歇性头痛、呕吐行 MRI 检查提示右侧额颞叶-基底节区囊性占位病变，考虑囊性星形细胞瘤，行右侧额颞叶-基底节区占位切除术，术后病理为高级别胶质细胞瘤，WHO Ⅳ级。术后 1 个月复查脑 MRI 提示右侧额颞部脑膜强化灶，考虑复发。针对复发病灶行局部放疗。以 MRI 融合图像作为勾画靶区的参考。GTV（红线区域）为右侧额颞部脑膜强化灶，GTV 外放 5 mm 为 PTV 30 Gy/5 Gy/6 次为 GTV 外扩 5 mm。绿线区域为 30 Gy 剂量线覆盖（图 3-1，表 3-9）。

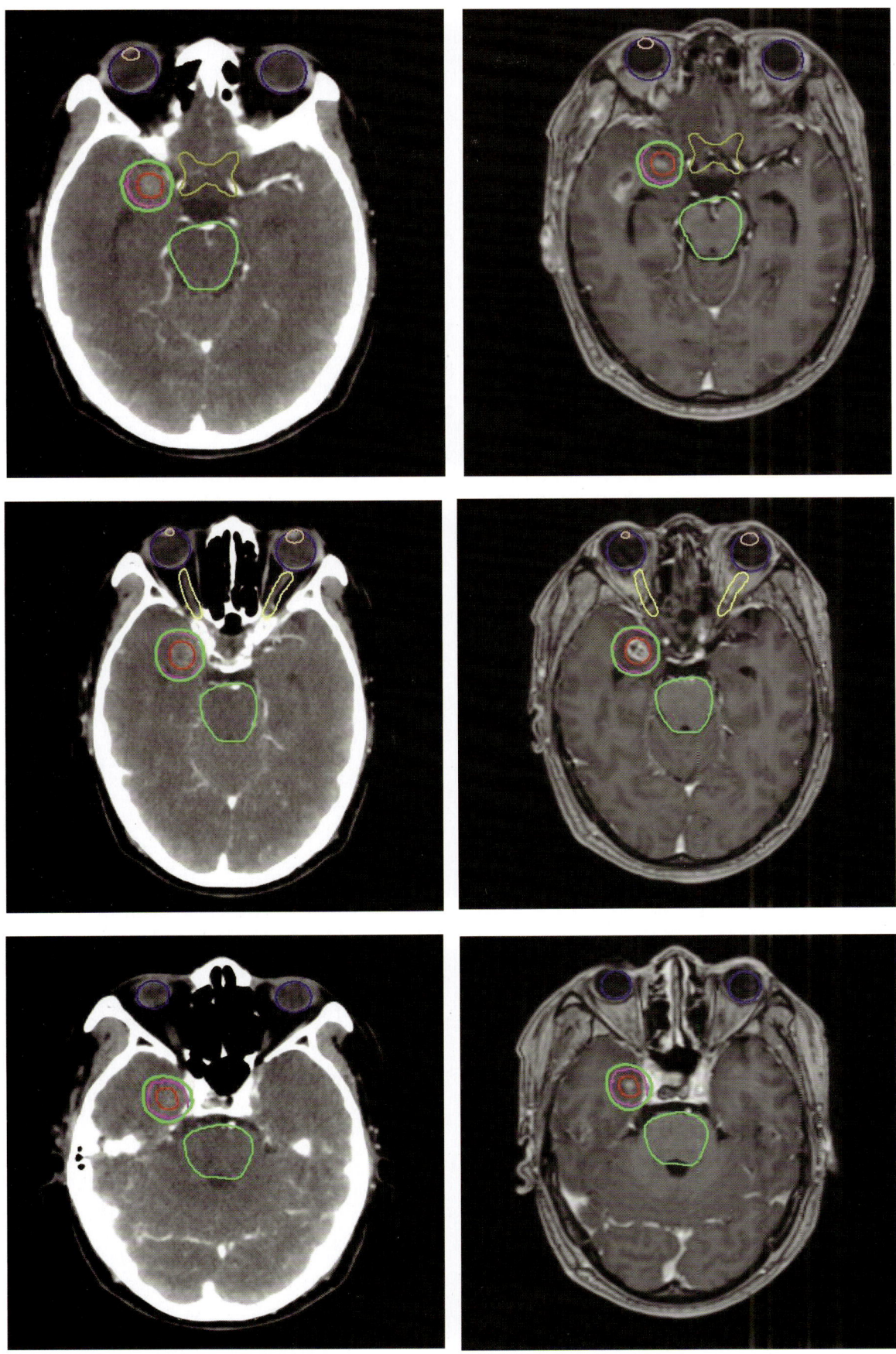

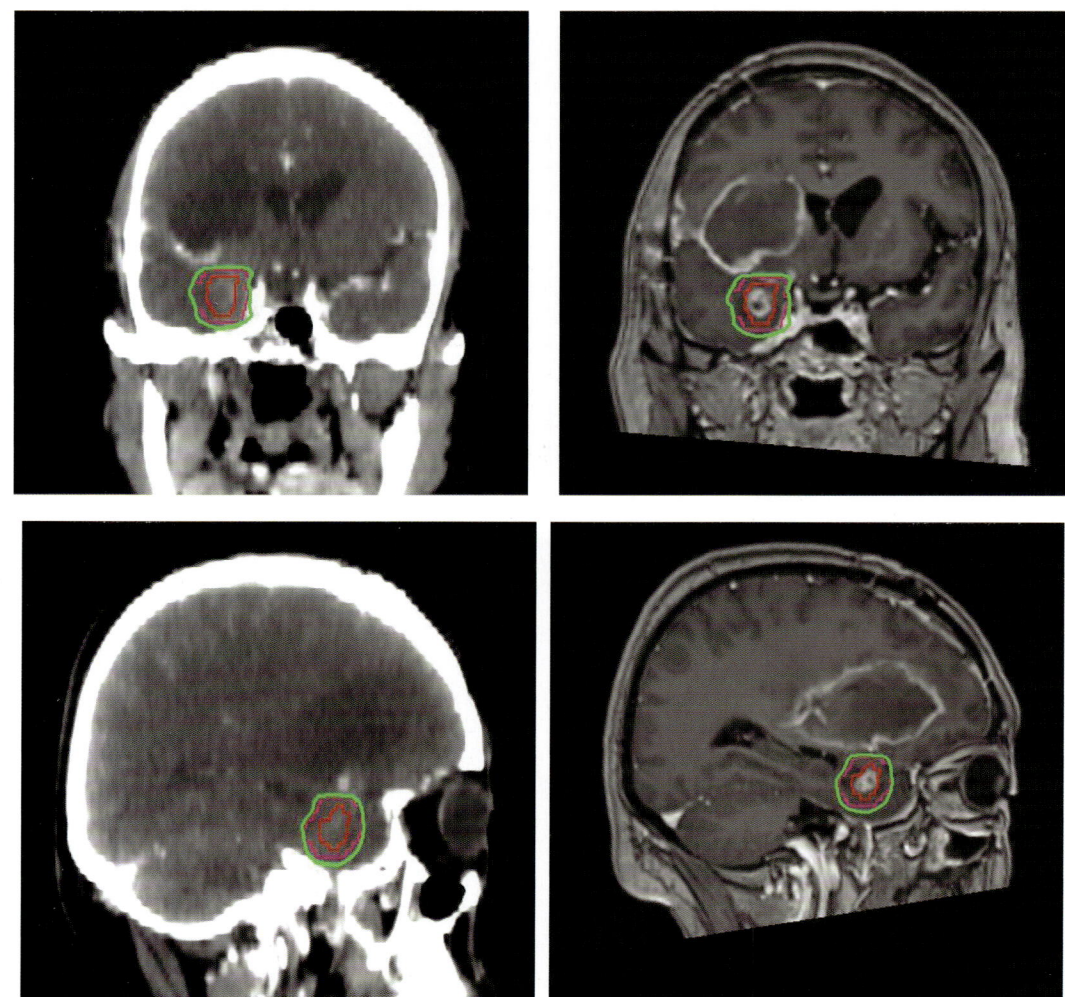

图 3 - 1 从上至下不同层面显示的 GTV（红线）、PTV（粉红线）及 30 Gy 剂量分布（绿线）（左图为定位 CT，右图为融合的 MRI）

表 3 - 9 DVH 数据显示

Statistics | Display

Structure	Volume /cm³	Min, Dose /cGy	Max, Dose /cGy	Mean Dose /cGy	Cold Ref, /cGy	Volume< /cm³	Volume< /%	Hot Ref, /cGy	Volume< /cm³	Volume< /cm³	% in Volume	Is in SS	Heterogeneity Index	Conformity Index
PTV	6.783	2 937.4	3 346.6	3 136.6				3 000.0	6.575	96.93	100.00	yes	1.09	
Body（Unsp. Tiss.）	8 889.804	0.0	2 060.6	19.3							99.19	no		91.11
Brainstem	27.456	15.0	1 653.3	639.1				1 500.0	0.134	0.49	100.00	yes		49.71
Chiasm	2.348	651.1	2 691.9	1 387.8				2 445.9	0.045	1.92	100.00	yes		2.82
Lens _ L	0.331	184.4	217.7	201.0							100.00	yes		1.13
Lens _ R	0.188	347.6	417.4	387.9							100.00	yes		1.14
OpticNerveJ.	0.554	308.1	585.9	459.8							100.00	yes		1.68
OpticNerve _ R	0.438	518.6	1459.7	839.8							100.00	yes		2.27
MiddleEar _ L	0.995	70.8	522.4	268.0							100.00	yes		3.94
MiddleEar _ R	0.958	213.7	1 464.0	676.8							100.00	yes		4.16

〔李燕娴 刘雯 姜翠红 刘峰〕

第四章　　残存或复发鼻咽癌的立体定向放射治疗

一、概述

鼻咽癌首程放疗后 5%～10% 鼻咽病变残存，7%～15% 局部/区域复发。鼻咽癌放疗后残存或复发的治疗方法主要有手术、IMRT、立体定向放射治疗（SRT）、近距离放疗等。恰当的挽救放疗可使部分患者获得长期生存，但因放疗后并发症较严重正常组织位于照射野内使推量受限。

二、临床分期

鼻咽癌采用 TNM 分期系统进行临床分期，目前我们临床主要应用的分期标准为 UICC/AJCC 发布的第 8 版临床分期，其标准如下：

（一）鼻咽癌原发肿瘤（T）分期

T_x：原发肿瘤无法评价；

T_0：无原发肿瘤证据，但具有 EBV 阳性的颈部淋巴结累及；

T_1：肿瘤局限于鼻咽，或侵犯口咽和/或鼻腔，无咽旁间隙累及；

T_2：肿瘤侵犯咽旁间隙和/或邻近软组织累及（翼内肌、翼外肌、椎前肌）；

T_3：肿瘤侵犯颅底骨质、颈椎、翼状结构和/或鼻窦；

T_4：肿瘤侵犯颅内，累及脑神经、下咽、眼眶、腮腺和/或广泛的软组织区域浸润并超过翼外肌外侧缘。

（二）区域淋巴结（N）、临床 N（cN）分期

N_x：区域淋巴结无法评价；

N_0：无区域淋巴结转移；

N_1：单侧颈部淋巴结转移，和/或单侧或双侧咽后淋巴结转移，最大径 ≤6 cm，位于环状软骨下缘以上水平；

N_2：双侧颈部淋巴结转移，最大径 ≤6 cm，位于环状软骨下缘以上水平；

N_3：单侧或双侧颈部淋巴结转移，最大径 >6 cm，和/或位于环状软骨下缘以下水平。

（三）远处转移（M）分期

M_0：无远处转移；

M_1：有远处转移。

（四）总体分期

0 期：$TisN_0M_0$；

Ⅰ 期：$T_1N_0M_0$；

Ⅱ 期：$T_{0-1}N_1M_0$、$T_2N_{0-1}M_0$；

Ⅲ 期：$T_{0-2}N_2M_0$、$T_3N_{0-2}M_0$；

ⅣA 期：$T_4N_{0-2}M_0$、任何 TN_3M_0；

ⅣB 期：任何 T 任何 NM_1。

三、治疗原则

鼻咽癌的诊治应重视多学科团队（multi-disciplinary team，MDT）的作用，特别是针对局部晚期

及晚期患者，MDT 原则应该贯穿治疗全程。MDT 学科主要包括：放疗科、肿瘤内科、放射诊断科、头颈外科、耳鼻喉科等，针对不同的鼻咽癌患者，根据其病理类型、分期以及临床表现等，选择最适合的治疗方案，实现个体化治疗。

（一）鼻咽癌的初治原则

1. Ⅰ期　对于Ⅰ期鼻咽癌，单纯根治性放疗即可取得满意的疗效。

2. Ⅱ期　根治性放疗是主要的治疗方式，可以考虑辅以化疗，但目前尚存在争议；其中 T_2N_1 的患者发生远处转移的概率较高，提示更应联合顺铂为主的同步化疗；不适合使用顺铂的患者，可以使用其他铂类药物来替代。对于无法耐受或者不愿意化疗的患者，可采取单纯放疗。

3. Ⅲ～ⅣA 期鼻咽癌

（1）放疗联合化疗（如诱导化疗或同步放化疗），其中联合铂类同步放化疗被认为是局部晚期鼻咽癌治疗的核心治疗手段。

（1）对于高复发/转移风险患者，可采用诱导化疗＋同步放化疗＋辅助化疗的治疗方式。

（3）对于无法耐受或不愿意化疗的患者，放疗联合靶向治疗（如西妥昔单抗、尼妥珠单抗、重组人血管内皮抑制素等）及免疫治疗是可供选择的方案之一。

（二）放疗后残存鼻咽癌的治疗原则

残存鼻咽癌是指治疗后仍然存在的鼻咽癌组织，一般通过病理检查或者 PET-CT 检查，明确诊断为鼻咽癌残留。其治疗原则如下：

1. 个体化手术治疗　对于局部残存的鼻咽癌，可以采用手术治疗，手术的范围取决于残存病灶的位置和大小，切缘阳性或者切缘小于 2～5 mm 的患者术后需继续行放疗或者化疗等治疗。

2. 放疗和化疗的应用　残存鼻咽癌的治疗一般需要进行放化疗的联合应用，具体的方案需要根据患者的个体情况而定。

3. 靶向治疗和免疫治疗的应用　对于 EGFR 阳性或者 PD-L1 表达阳性的患者，可以考虑采用靶向治疗或免疫治疗。

（三）复发鼻咽癌的治疗原则

鼻咽癌复发定义为在患者首诊鼻咽癌根治性治疗后 6 个月，肿瘤组织达到完全缓解，随后又再次出现与原肿瘤病理类型相同的肿瘤增长。主要分为原发肿瘤部位的复发和颈部淋巴引流区的复发。对于复发鼻咽癌，应遵循 MDT 的模式，针对不同的复发模式，合理运用再程放疗、挽救性手术、化疗、靶向治疗和免疫治疗等手段，制定个体化综合治疗策略，尽可能在提高疗效的同时保证患者的生活质量。

1. 局部复发　对于 rT_1～T_2 期的患者，手术和放疗均可。内镜下鼻咽切除术或者开放性手术是首选治疗方法，术后切缘阳性者应补充放疗；rT_3～T_4 分期的患者，因鼻咽周围解剖结构的复杂性，手术难度较大，放疗为其主要治疗手段，联合化疗和分子靶向治疗是否能使患者获益目前尚无明确的证据。

2. 区域复发　手术是首选的治疗方式，同样可以考虑选择再程放疗，特别是无法耐受手术或者手术无法切除的患者。对于拒绝手术和放疗的患者可考虑化疗、靶向和免疫治疗。

3. 局部和区域复发　同时出现局部和区域复发的患者，因考虑手术创伤范围较大，可选择局部病灶和淋巴结区域放疗为其治疗手段。对于拒绝放疗的患者可考虑化疗、靶向和免疫治疗。

四、放射治疗

鼻咽癌的放疗技术目前主要包括固定野调强放疗、容积弧形调强放射治疗以及螺旋断层放射治疗等。而特殊的放疗方式主要包括近距离放疗和立体定向放射治疗。近距离放疗是体外照射的一种补充方式；立体定向放射治疗是通过共面或非共面多野或多弧照射的一种方式。调强放疗后仍有残存病变的鼻咽癌患者，给予立体定向放射治疗推量照射，可取得较好的局部控制率和生存率。

1. 立体定向放射治疗　立体定向放射治疗高剂量集中在靶区内，剂量分布锐利，剂量快速下降，适形性好，利于正常组织保护（脑干、视通路、腮腺、颞颌关节等），技术要求高，适合有经验的肿瘤中心开展。残存或复发鼻咽癌的立体定向放射治疗要求残存或复发肿瘤体积不宜过大、与重要神经结构有一定距离。如残存肿瘤位于咽隐窝、咽旁间隙或岩尖、破裂孔，则距离颈内动脉颈段近，SRT 推量照射可能导致大出血；原因包括：肿瘤已侵及血管壁，一旦肿瘤消退可致血管穿孔；肿瘤坏死、合并感染形成溃疡进而侵袭血管壁（需谨慎选择 SRT）。鼻咽部大出血的高风险因素包括肿瘤深侵、紧邻、包绕颈内动脉颈段及颈内动脉岩段；肿瘤侵及咽隐窝、破裂孔、岩尖、海绵窦或肿瘤坏死明显。

（1）立体定向放射治疗适应证：适用于病灶体积相对较小，直径一般＜5 cm，肿瘤边界较清晰，病变未侵犯海绵窦或颈内静脉，患者鼻咽腔内炎症反应较轻。

1）外照射后病变残存，局限或超出鼻咽范围者。初程根治放疗后位于安全部位的残存病灶适合 FSRT 或 IMRT/VAMT 推量治疗；残存肿瘤靶体积一般不超过 30～40 cm³。

2）复发病灶满足以上条件者。对病灶局限、部位安全、距初程放疗间隔时间 1 年以上的复发患者可行 FSRT。

3）复发病灶，外照射后仍有残存的病灶（需全面评估患者获益和风险）。

（2）立体定向放射治疗禁忌证：有下列影响鼻咽部黏膜修复因素者不宜 SRT 治疗。

1）放疗后肿瘤坏死、严重鼻咽部感染。

2）糖尿病未控制、皮肌炎及年龄过大的患者。

3）残存肿瘤体积过大或深侵颈内动脉颈段的残存病灶。

（3）靶区勾画原则：SRT 靶区确定需注重参考全程影像学检查，特别是 MRI（平扫、增强、抑脂相等）。一般在 MRI 增强像的病灶外缘外放 2～5 mm，外放疗后推量靶区外放略小，单纯 SRT 治疗复发的病例则外放略大。X 刀一般设 1 个中心，形状不规则或靶区较大则设 2 个中心；多以 90％剂量线为参考线，2 个中心则以 60％～80％剂量线为参考线。IMRT 和 VAMT 技术推量，则针对残存病灶重新计划，注意严格控制危及器官受量和残存靶区均匀性。

（4）处方剂量及危及器官限量：

1）处方剂量：各研究中心报道的 SRT 剂量分割不同。首程放疗后残存鼻咽癌的 SRS 剂量 7～15 Gy/1 次；FSRT 总剂量 8～40 Gy（2～6 Gy/次），或 10～24 Gy/2～4 次。残存鼻咽癌 SRT 剂量分割模式和疗效分别见表 4-1。复发鼻咽癌的 SRS 剂量 11～14 Gy/1 次（或 8～18 Gy/1 次），FSRT 总剂量 18～48 Gy，3～6 Gy/次（18 Gy/3 次、30 Gy/5 次、48 Gy/4～6 次等）。复发和转移鼻咽癌 SRT 剂量分割模式和疗效分别见表 4-1 和表 4-2。

表 4-1　　　　　　　　　　　残存鼻咽癌 SRT 剂量分割模式和疗效

作者（年份）	病例数	方式	SRT 剂量	疗效	并发症
Chang 等（1999）	23	SRS	7～15 Gy	2y-LC 100％	N/A
Tate 等（1999）	23	SRS	7～15 Gy	2y-LC 100％	N/A
Ahn 等（2000）	19	FSRT	8～40 Gy/4～20 f	4y-LC 89％/4y-OS 75％	局部黏膜坏死 1（5.3％）
Xiao 等（2001）	32	FSRT	14～24 Gy/2～4 f	3y-DFS 74％	FNH 2（6％）
				3y-OS 70％	
Le 等（2003）	45	SRS	7～15 Gy	3y-LC 100％	CNI 4（8.9％）
				3y-OS 75％	TLN 3（6.7％）
Chua 等（2003）	7	SRS	11～14 Gy	2y-LC 100％	无
Wu 等（2007）	34	FSRT	18 Gy/3 f	3y-LC 89.4％	TLN 3（8.8％）
				3y-DFS 80.7％	
Hara 等（2008）	82	SRS	7～15 Gy	5y-OS 69％	TLN10（12.2％）

续表

作者（年份）	病例数	方式	SRT 剂量	疗效	并发症
Liu 等（2013）	136	FSRT	8～32 Gy/2～8 f	5y-LFFS 92.5%	CNI 8（5.9%）
				5y-DFS 73.6%	TLN 6（4.4%）
				5y-OS 76.2%	FNH 5（3.7%）

注：FNH 鼻咽大出血，CNI 脑神经损伤，TLN 颞叶坏死。

表 4-2　　　　　　　　　复发鼻咽癌 SRT 剂量分割模式和疗效

作者	病例数	rT3～T4 占比	SRT 剂量	研究终点 时间/年	局控率 /%	总生存率 /%	致死并 发症
Dizman 等	24	42%	5～6 Gy/f，5 f	3	21	31	4%
Ozyigit 等	24	71%	6 Gy/f，5 f	2	82	NR	12.5%
Seo 等	35	43%	7.5～12 Gy/f，3～5 f	5	79	60	6%
Leung 等	30	30%	2.5～4.5 Gy/f，8～22 f	5	57	40	3%
Chua 等	43	30%	8～18 Gy /1f（SRS）	3	51	66	0%
Chua 等	43	30%	20～49 Gy / 4～6 f	3	83	61	7%
Xiao 等	18	N/A	14～35 Gy / 6～15 f	3	N/A	41.7	N/A

2）危及器官限量：危及器官（OAR）的限量是目前复发鼻咽癌再程放疗的难点，取决于不同组织的放射阈值剂量、之前照射的范围以及初次放疗后至复发的间隔时间，目前临床上尚无统一的标准，应根据复发肿瘤的分期、治疗目的以及正常组织的优先等级综合考虑。香港尤德夫人医院的 OAR 限量最为严格，推荐 OAR 耐受剂量为首程的 60%～70%，可供参考，具体剂量限制如下表 4-3。

表 4-3　　　　　　　　　OAR 终身放射剂量的绝对限量要求

组织	器官剂量限定/Gy	PRV 扩边	PRV 剂量限定
脑干	最高剂量 70.2	≥1 mm	$D_{1\%}<78$ Gy
脊髓	最高剂量 58.5	≥5 mm	$D_{1 cm^3}<65\%$
视神经	最高剂量 65.0	≥1 mm	最高剂量 78 Gy
视交叉	最高剂量 65.0	≥1 mm	最高剂量 78 Gy
颞叶	最高剂量 $D_{1 cm^3}<84.5$		
臂丛神经	最高剂量 $D_{1 cm^3}<85.8$		

（5）不良反应及处理：

1）鼻咽部出血：原因包括肿瘤毁损与正常组织的修复未能达到平衡，小血管暴露，导致鼻咽出血；治疗方法包括鼻咽填塞、压迫止血、应用止血药等。肿瘤侵及颈内动脉颈段外膜，随肿瘤坏死、脱落、局部炎症导致血管壁穿透，发生致死性大出血，治疗方法为颈内动脉结扎术挽救生命，但可出现偏瘫和再出血。

2）放射性脑病：潜伏期较长，多发生于双侧颞叶。临床上较轻者无明显症状，重者可致死。目前尚无特效药物，主要在于预防。对于颅内明显侵犯的 T4 期鼻咽癌，建议先行诱导化疗缩小肿瘤体积，采用多次计划等自适应性放疗技术。

尽可能减少颞叶和脑干的照射剂量和体积，从而预防放射性脑坏死的发生。放射性脑坏死的治疗方法主要是给予糖皮质激素、血管扩张药、大剂量维生素、神经营养药等。

3）其他不良反应：包括鼻咽坏死、脑神经损伤、颅底骨质坏死、颅内出血、颈内动脉破裂等。

五、免疫治疗

（一）免疫治疗原则

按照经典的治疗模式，80%的鼻咽癌患者可以获得非常好的疗效，可长期生存。但仍有20%的患者会出现复发转移，主要包括局晚期的 T_4 期、N_3 患者。近年来，免疫治疗应用于多种肿瘤，改变了患者的生存预后。我国鼻咽癌的病理类型以非角化性癌、未分化型为主，其发生与EB病毒密切相关，可导致PD-L1表达上调，且阳性率高达90%以上，有研究表明，PD-L1的表达水平与鼻咽癌的复发转移以及临床进展有着密切的关系，这为鼻咽癌的免疫治疗提供了重要的理论依据。如果这些复发转移的患者采取合适的免疫治疗方式，治愈率可能会提高到90%。

鼻咽癌的第一个免疫治疗研究（KEYNOTE-028），是帕博利珠单抗治疗二线及以上治疗PD-L1阳性复发/转移性鼻咽癌患者Ⅰb期研究，相较于帕博丽珠单抗治疗其他实体肿瘤，客观有效率有所提高。基于KEYNOTE-028等临床试验结果，在NCCN指南中，复发/转移性鼻咽癌的免疫治疗主要应用在二线及以上的PD-L1阳性患者的治疗中。近年来CAPTAIN-1ST、JUPITER-02和RATIONALE-309Ⅲ期临床研究结果的相继发布，肯定了顺铂＋吉西他滨联合免疫治疗的模式。中山大学肿瘤防治中心的Ⅲ期多中心对照CAPTAIN 1ST研究结果表明，卡瑞利珠单抗联合顺铂＋吉西他滨方案对比安慰剂联合顺铂＋吉西他滨方案治疗复发转移性鼻咽癌，卡瑞利珠单抗组较安慰剂组中PFS显著延长（10.8个月 vs 6.9个月，$P < 0.001$）。另外一项由中山大学肿瘤中心牵头的JUPITER-02研究表明，在复发转移性鼻咽癌中，与单纯化疗相比，特瑞普利单抗联合顺铂＋吉西他滨一线治疗可显著延长患者的中位PFS（11.7个月 vs 8.0个月，$P = 0.0003$）。第三项RATIONALE-309研究显示，复发/转移性鼻咽癌患者一线治疗使用替雷利珠单抗联合GP方案（吉西他滨＋顺铂），中位无进展生存期（PFS）可以达到9.6个月，而单纯化疗组仅为7.4个月。目前，在CSCO指南中，卡瑞利珠单抗、特瑞普利单抗联合顺铂＋吉西他滨三药联合方案已经用于复发/转移性鼻咽癌的一线治疗，二线及以上治疗推荐的免疫治疗药物包括卡瑞利珠单抗、特瑞普利单抗、帕博丽珠单抗、纳武利尤单抗等。国产免疫治疗药物已经在鼻咽癌的治疗中有了重大突破，也给广大中国鼻咽癌患者带来了更长的生存时间。

（二）放疗结合免疫治疗

尽管免疫治疗联合化疗在复发/转移的鼻咽癌取得了一定的突破，但仍有大量患者没有反应且无法取得长期的临床获益，除了检测PD-L1的表达可以预先选择可能对免疫治疗有反应的患者外，另外一种提高反应率的潜在方法是联合放疗。已有数据表明，放疗与免疫治疗相结合可产生协同效应，从而提高反应率。然而，放疗诱导的免疫反应可能是剂量依赖性的，在潘建基的一项回顾性研究中，使用PD-1抑制剂联合立体定向放射治疗在PD-L1阳性复发/转移鼻咽癌患者中显示出良好的抗肿瘤作用，在引入立体定向放射治疗后，疾病进展后的患者可能会从持续免疫治疗中获益，且毒副反应可耐受，没有发生致命毒性。

目前在鼻咽癌的治疗中，我们对放疗、化疗和免疫治疗的单独作用已经研究得比较透彻，但关于放疗的最佳剂量和方式如何与免疫治疗联合使用目前尚不清楚，还需要更多的前瞻性临床试验来加以验证。

六、病例分析

病例

患者，女，42岁。鼻咽癌放化疗后2年余鼻咽局部复发，行再程SBRT放疗，GTV（橘色）为复发后MRI示鼻咽病灶，外扩5 mm为鼻咽部原发肿瘤靶区（PGTVnx）（紫色），予以放疗剂量5 Gy×10 f（图4-1～图4-3）。

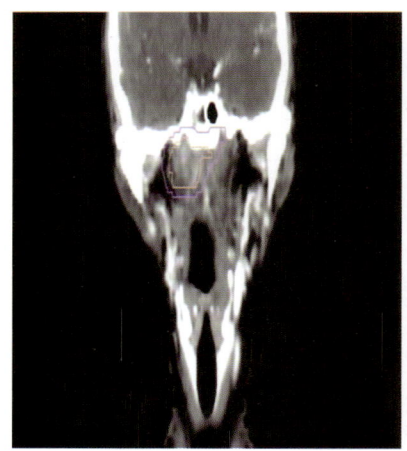
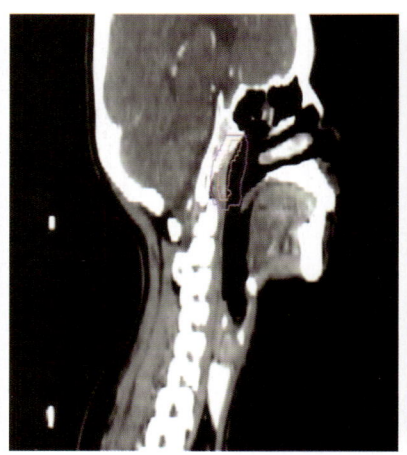
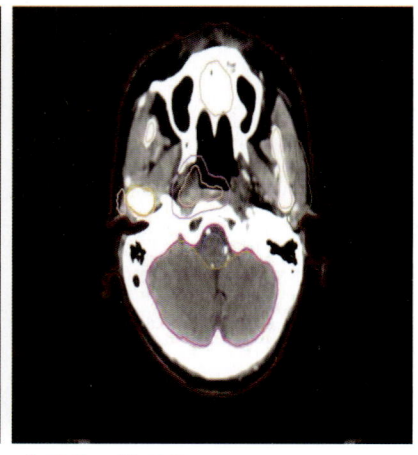

图 4-1 鼻咽癌立体定向放射治疗靶区勾画图（冠状位、矢状位、横断位）

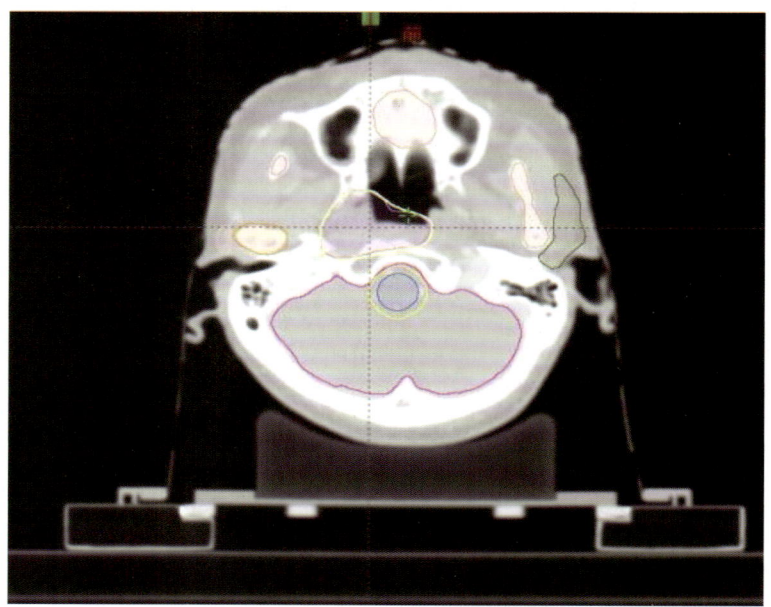

图 4-2 鼻咽癌立体定向放射治疗剂量分布层面图（鼻咽层面）

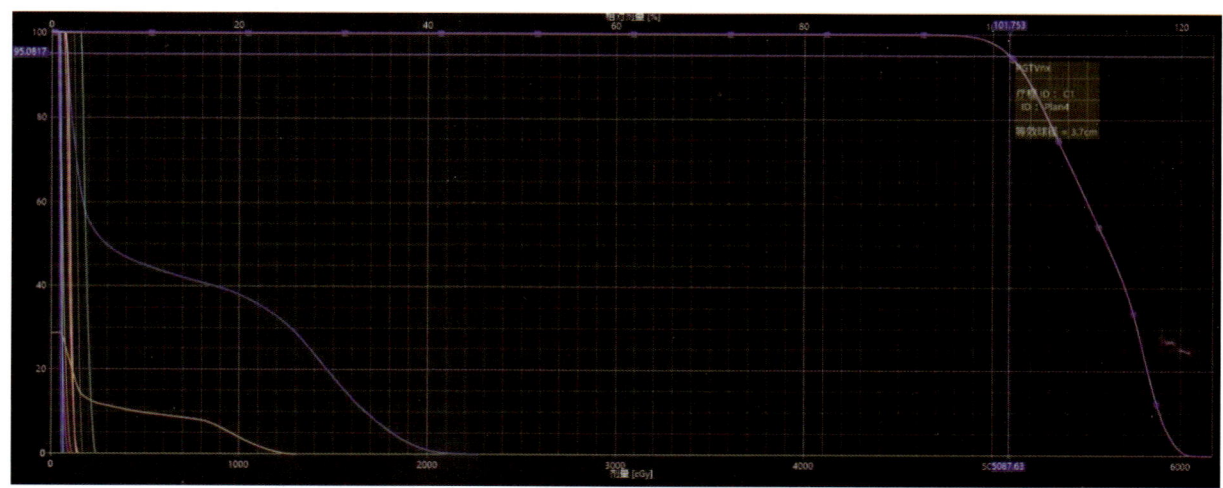

图 4-3 鼻咽癌立体定向放射治疗 DVH 图

〔邱艳芳　吴雯琼　范长根　姜翠红　刘　峰〕

第五章　肺癌的立体定向放射治疗

一、概述

肺癌是我国及世界范围内最常见，死亡率最高的恶性肿瘤之一。根据病理类型，临床上将肺癌分为非小细胞肺癌（non-small cell lung cancer，NSCLC）和小细胞肺癌（small cell lung cancer，SCLC）；根据发生部位的不同，又可分为中央型肺癌、周围型肺癌和弥漫型肺癌。立体定向体部放射治疗（stereotactic body radiation therapy，SBRT）具有定位精确、剂量集中、损伤相对较小等优点，已成为早期肺癌的重要根治性手段，尤其在不可手术或拒绝手术的患者中已经是首选治疗方案。对于晚期或复发的肺癌患者，在全身系统治疗基础上，肺部寡转移灶或寡进展、寡残留病灶也可选择立体定向放射治疗。

二、临床分期

（一）IASLC 国际肺癌 TNM 分期（第九版）

T_x：未发现原发肿瘤，或者通过痰细胞学或支气管灌洗发现癌细胞，但影像学及支气管镜无法发现。

T_0：无原发肿瘤的证据。

T_{is}：原位癌。

T_1：肿瘤最大径≤3 cm，周围包绕肺组织及脏层胸膜，支气管镜见肿瘤侵及叶支气管，未侵及主支气管。

T_{1a}（mi）：微小浸润性腺癌。

T_{1a}：肿瘤最大径≤1 cm。

T_{1b}：1 cm＜肿瘤最大径≤2 cm。

T_{1c}：2 cm＜肿瘤最大径≤3 cm。

T_2：3 cm＜肿瘤最大径≤5 cm；侵犯主支气管（不常见的表浅扩散型肿瘤，不论体积大小，侵犯限于支气管壁时，虽可能侵犯主支气管，仍为 T_1），但未侵及隆突；侵及脏胸膜；有阻塞性肺炎或者部分肺不张。符合以上任何一个条件即归为 T_2。

T_{2a}：3 cm＜肿瘤最大径≤4 cm。

T_{2b}：4 cm＜肿瘤最大径≤5 cm。

T_3：5 cm＜肿瘤最大径≤7 cm。直接侵犯以下任何一个器官，包括胸壁（包含肺上沟瘤）、膈神经、心包；全肺肺不张/肺炎；同一肺叶出现孤立性癌结节。符合以上任何一个条件即归为 T_3。

T_4：肿瘤最大径＞7 cm；无论大小，侵及以下任何一个器官，包括纵隔、心脏、大血管、隆突、喉返神经、主气管、食管、椎体、膈肌；同侧不同肺叶内孤立癌结节。

N_x：无法评估区域淋巴结。

N_0：无区域淋巴结转移。

N_1：同侧支气管周围及（或）同侧肺门淋巴结以及肺内淋巴结有转移，包括直接侵犯。

N_2：同侧纵隔内及（或）隆突下淋巴结转移。

N_{2a}：单站淋巴结转移。

　　N_{2b}：多站淋巴结转移。

N_3：对侧纵隔、对侧肺门、同侧或对侧前斜角肌及锁骨上淋巴结转移。

Mx：远处转移不能被判定。

M_0：无远处转移。

M_1：有远处转移。

M_{1a}：对侧肺内结节，胸膜或心包转移性结节，恶性胸腔积液或心包积液。

M_{1b}：单一胸腔外器官的单个转移灶。

M_{1c1}：单一胸腔外器官系统中的多个转移灶。

M_{1c2}：胸腔外多个器官系统出现多个转移灶。

表 5 - 1　　　　　总分期

		N_0	N_1	N_2		N_3
				N_{2a}	N_{2b}	
T_1	T_{1a}	ⅠA1	ⅡA	ⅡB	ⅢA	ⅢB
	T_{1b}	ⅠA2	ⅡA	ⅡB	ⅢA	ⅢB
	T_{1c}	ⅠA3	ⅡA	ⅡB	ⅢA	ⅢB
T_2	T_{2a}	ⅠB	ⅡB	ⅢA	ⅢB	ⅢB
	T_{2b}	ⅡA	ⅡB	ⅢA	ⅢB	ⅢB
T_3	T_3	ⅡB	ⅢA	ⅢA	ⅢB	ⅢC
T_4	T_4	ⅢA	ⅢA	ⅢB	ⅢB	ⅢC
M_1	M_{1a}	ⅣA	ⅣA	ⅣA	ⅣA	ⅣA
	M_{1b}	ⅣA	ⅣA	ⅣA	ⅣA	ⅣA
	M_{1c1}	ⅣB	ⅣB	ⅣB	ⅣB	ⅣB
	M_{1c21}	ⅣB	ⅣB	ⅣB	ⅣB	ⅣB

　　（二）美国退伍军人肺癌协会（Veterans Adminis Tration Lung Study Group，VALG）的小细胞肺癌二期分期法

　　局限期：病变限于一侧胸腔，且能被纳入一个放射治疗野内。

　　广泛期：病变超过一侧胸腔，且包括恶性胸腔和心包积液或血行转移。

　　NCCN 治疗小组建议 SCLC 分期采取 TNM 分期方法与 VALG 二期分期法相结合。局限期：AJCC（第 8 版）Ⅰ～Ⅲ期（任何 T，任何 N，M_0），可以安全使用根治性的放疗剂量。排除 T_3～T_4 由于肺部多发结节或者肿瘤/结节体积过大而不能被包含在一个可耐受的放疗计划中。广泛期：AJCC（第 8 版）Ⅳ期（任何 T，任何 N，$M_{1a/b/c}$），或者 T_3～T_4 由于肺部多发结节或者肿瘤/结节体积过大而不能被包含在一个可耐受的放疗计划中。

三、治疗原则

　　外科手术根治性切除是Ⅰ、Ⅱ期 NSCLC 的推荐优选局部治疗方式。ⅠA 期术后定期随访；ⅠB 期术后可随访，有高危险因素者〔如低分化肿瘤（包括神经内分泌肿瘤但不包括分化良好的神经内分泌肿瘤）、脉管侵犯、脏层胸膜侵犯、气腔内播散、姑息性切除〕推荐进行术后辅助化疗，病理亚型以实体型或微乳头为主的ⅠB 期腺癌患者也可考虑辅助化疗；ⅡA～ⅡB 期推荐辅助化疗，p N_2 患者 R0 切除术后不常规建议术后辅助放疗；ⅠB～Ⅲ期术后发现 EGFR 敏感基因突变的患者可行靶向治疗。不适合手术或拒绝手术的早期 NSCLC 的放射治疗首选 SBRT。Ⅲ期 NSCLC 是一类异质性明显的肿瘤。ⅢA

期和少部分ⅢB期NSCLC的治疗模式分为不可切除和可切除。对于不可切除者，治疗以根治性同步放化疗为主，放化疗后可行免疫维持治疗；对于可切除者，治疗模式为以外科为主的综合治疗，推荐术后辅助化疗。是否术后辅助放疗，需要多学科会诊评估获益与风险。术后发现EGFR敏感基因突变患者，可行靶向治疗。Ⅳ期NSCLC以全身治疗为主，在系统治疗基础上，肺部寡转移灶或寡进展、寡残留病灶也可选择SBRT。

可手术局限期SCLC患者（$T_{1-2}N_0M_0$）以手术为主的综合治疗，术后病理提示N_0的患者推荐辅助化疗，术后病理提示N_1和N_2的患者，推荐行辅助化疗并胸部放疗。接受根治性手术和系统化疗的Ⅰ期SCLC患者，后续发生脑转移率小于10%，脑预防放疗可能获益较低，可以根据患者的实际情况决定是否行脑预防放疗。不可手术的局限期患者（不能手术的$T_{1-2}N_0M_0$或超过$T_{1-2}N_0M_0$）以放化疗为主，放疗、化疗后疗效达完全缓解或部分缓解的患者，可考虑行脑预防放疗。对于年龄大于65岁，PS大于2，有神经认知功能受损的患者不建议行脑预防放疗。无症状或无脑转移的广泛期SCLC以全身系统治疗为主，疗效达完全缓解或部分缓解的患者，如果远处转移灶得到控制，且一般状态较好，可以加用胸部放疗。酌情谨慎选择脑预防放疗。广泛期SCLC患者若伴严重上腔静脉压迫综合征、脊髓压迫症或脑转移症状，可先行局部放疗缓解症状，再给予全身系统治疗。

四、放射治疗

（一）放射治疗原则

1. 非小细胞肺癌放射治疗原则

（1）根治性放疗：

1）因医源性或/和个人因素不能手术的早期NSCLC（立体定向放射治疗）。

2）不可切除的局部晚期NSCLC。

（2）辅助放疗：

1）局部侵犯胸壁但无纵隔淋巴结转移（T_3N_1）的肺上沟瘤，推荐的治疗为新辅助同步放疗、化疗后进行完全性手术切除。

2）术后放疗切缘阳性（R_1和R_2）的患者；外科探查不够的患者或手术切缘近者，建议术后放疗。

（3）姑息放疗：

1）化疗后的局部放疗。

2）转移灶的局部姑息性放疗（脑、肾上腺、骨转移瘤等）。

3）药物治疗（化疗、靶向、免疫治疗）后的局部放疗。

4）寡转移和/或寡进展患者的根治性放疗。

2. 小细胞肺癌的放射治疗原则

（1）根治性放疗：不可手术局限期SCLC患者。

（2）辅助放疗：经系统的分期检查后提示无纵隔淋巴结转移的$T_{1-2}N_0$的患者，可先行手术，若术后病理提示N_{1-2}，建议术后辅助化疗、放疗。

（3）姑息放疗：

1）脑转移、上腔静脉压迫、骨转移、阻塞性肺炎等患者接受放疗减轻症状。

2）广泛期患者，全身化疗后PR或者CR、远处病变得到控制的患者，若一般情况好，可行胸部姑息放疗。

（4）预防性脑照射PCI：

1）对于获得完全缓解、部分缓解的局限期SCLC，推荐PCI。

2）广泛期SCLC酌情考虑PCI。年龄大于65岁，有严重的合并症，PS大于2分，有神经认知功能受损者不建议PCI。

（二）立体定向放射治疗

1. 立体定向放射治疗适应证

（1）肺癌多学科诊疗团队（MDT）诊断为 NSCLC，组织病理学确诊、PET-CT 扫描或动态 CT 扫描结果提示恶性肿瘤。

（2）临床分期为 $T_1N_0M_0$ 或 $T_2N_0M_0$（肿瘤大小≤5 cm）或部分 T_3（仅有胸壁侵犯）（肿瘤大小≤5 cm）。

（3）因高手术风险不宜手术，或患者在接受手术评估后拒绝手术。

（4）周围型肺癌；中央型肺癌（除外超中央型肺癌）。

（5）相对适应证：

1）初次常规分割放疗、SBRT 或亚肺叶切除术后复发挽救性 SBRT 治疗。

2）多原发性肺癌（multiple primary lung cancer，MPLC）。

3）合并重度间质性肺病的患者。

4）超中央型肺癌。

2. 禁忌证

（1）在治疗计划 CT 扫描中临床上无法界定肿瘤范围，例如周围有实变或肺不张。

（2）妊娠期或哺乳期女性。

3. 靶区勾画原则

（1）靶区勾画：

1）大体肿瘤靶体积（gross target volume，GTV）：定义为肺部影像学可见的肿瘤，利用所有分期检查（包括 PET-CT）的信息，肺部病灶在肺窗进行勾画（PET-CT 在计划扫描的 4 周内获得）。纵隔窗适用于界定胸壁或纵隔附近的肿瘤。

2）内靶体积（ITV）：为通过 4D-CT 扫描获得的肿瘤体积。常用的 ITV 勾画方法：在所有 4D-CT 扫描的 10 个时相进行勾画后再叠加；最大密度投影（maximum intensity projection，MIP）图像勾画；最大吸气和呼气相勾画后叠加。

3）计划靶体积（planning target volume，PTV）：一般在有 4D-CT 定位的情况下 ITV 外扩 0.5 cm。无 4D-CT 定位条件，除非是肺尖病灶，其他部位病灶要进行 SBRT 都必须了解病灶的呼吸运动信息，建议根据病灶的呼吸运动个体化外放 PTV。

（2）危及器官勾画：

1）脊髓：脊髓的勾画依据椎管的骨性结构而定，从环状软骨下缘开始（肺尖肿瘤从颅底），并依次勾画每个层面至腰 2 椎体下缘，椎间孔不包括在内。

2）臂丛神经（图 5-2）：仅照射上叶的肿瘤时需要勾画臂丛神经（勾画同侧臂丛神经即可），从颈 5 椎体上缘到胸 2 椎体上缘椎间孔发出的脊神经（在 CT 每一个层面依据解剖勾画，臂丛至少勾画至 PTV 上界 3 cm）。

3）食管：食管勾画在 CT 纵隔窗上进行，以便区分黏膜、黏膜下层和外膜脂肪，食管应从环状软骨开始勾画，到胃食管交界处。

4）心脏：心脏与心包一起勾画。上界从肺动脉的下缘穿过中线水平开始，并向下延伸到心尖的底部。

5）近端支气管树（PBT）（图 5-3）：该结构包括气管远端 2 cm、隆突、双侧主支气管、左右上叶支气管、中间叶支气管、右中叶支气管、舌叶支气管、左右下叶支气管。

6）大血管（图 5-4、图 5-5）：大血管（包括主动脉和腔静脉，而不是肺动脉或静脉）使用纵隔窗来勾画，包括血管壁和脂肪外膜的所有肌肉层。大血管应该在 PTV 的范围上下至少 10 cm。

7）全肺：双侧肺部都应该在肺窗从顶部到底部勾画，所有膨胀和塌陷的肺都应该包括在内，不应包括 GTV 和气管/同侧支气管。OAR 的限制是基于肺体积减去 GTV。

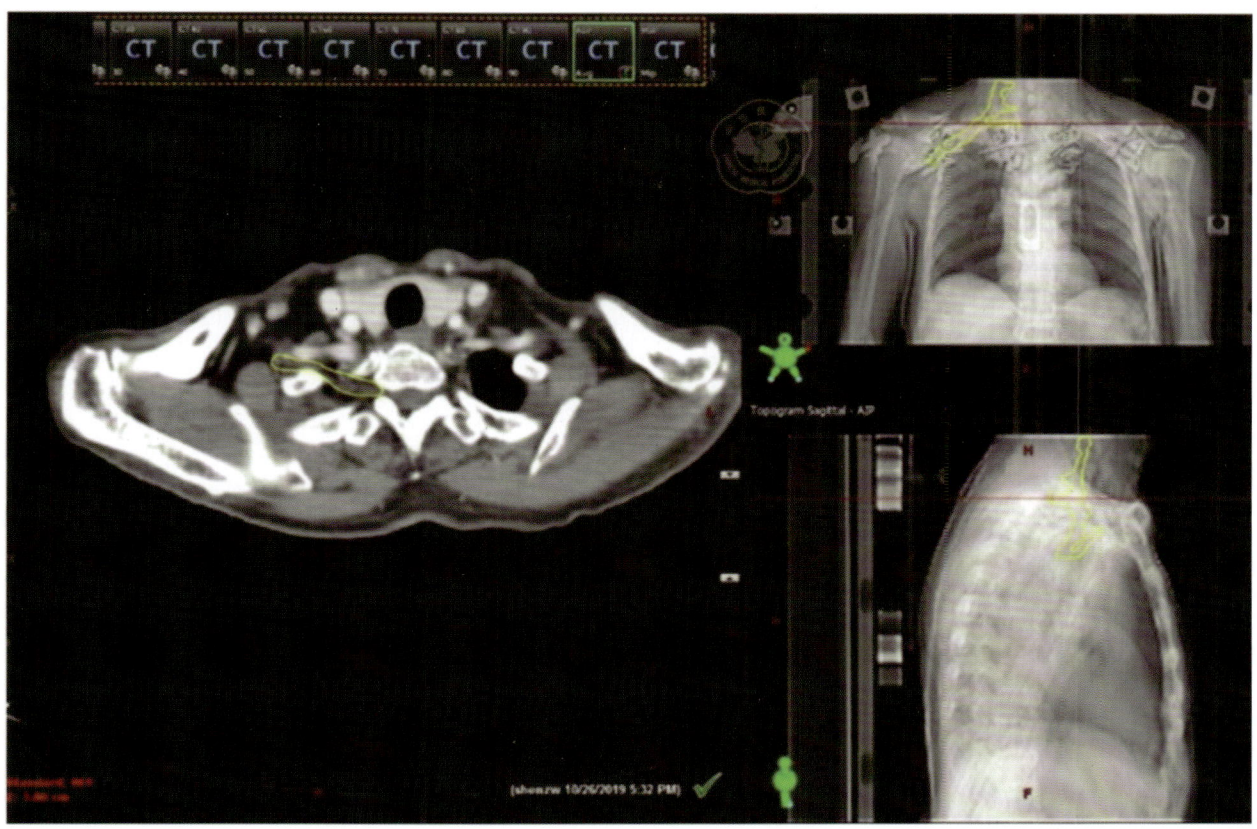

图 5-2　臂丛神经勾画

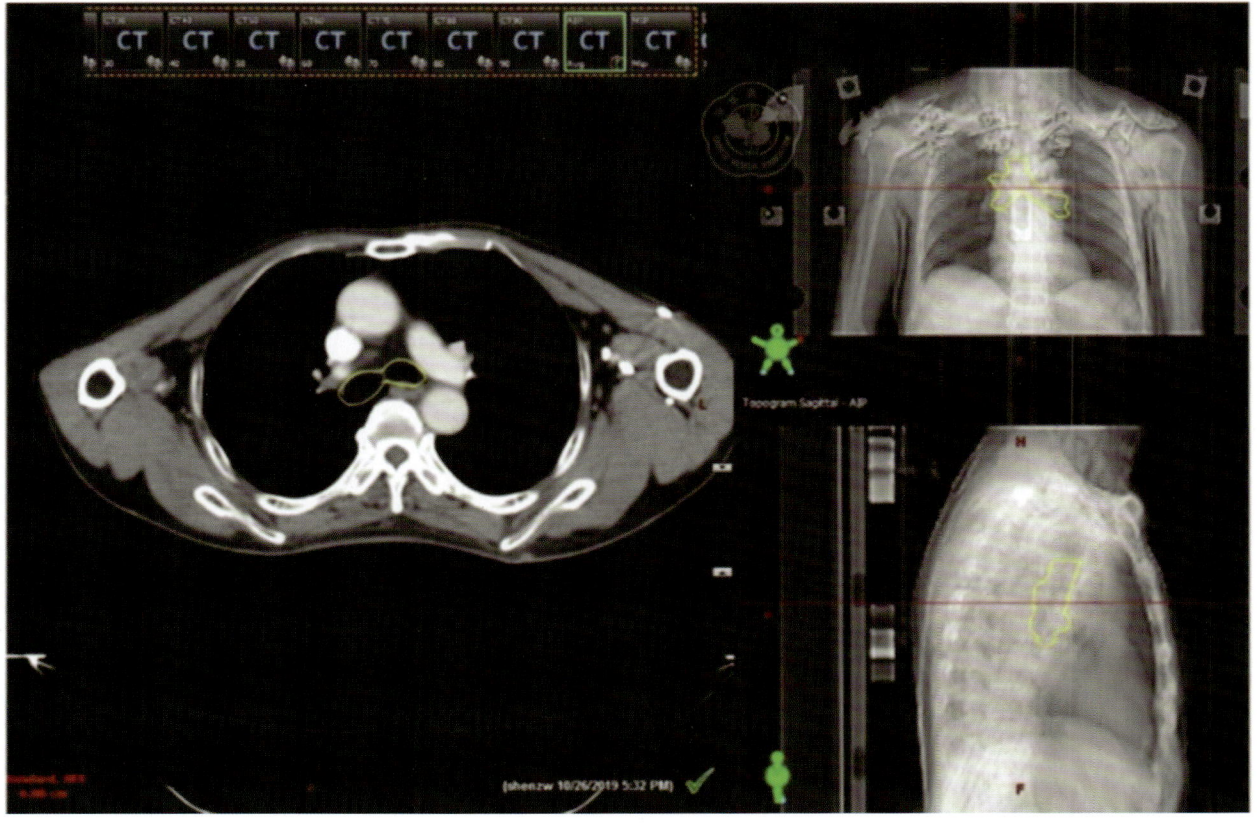

图 5-3　近端支气管树（PBT）

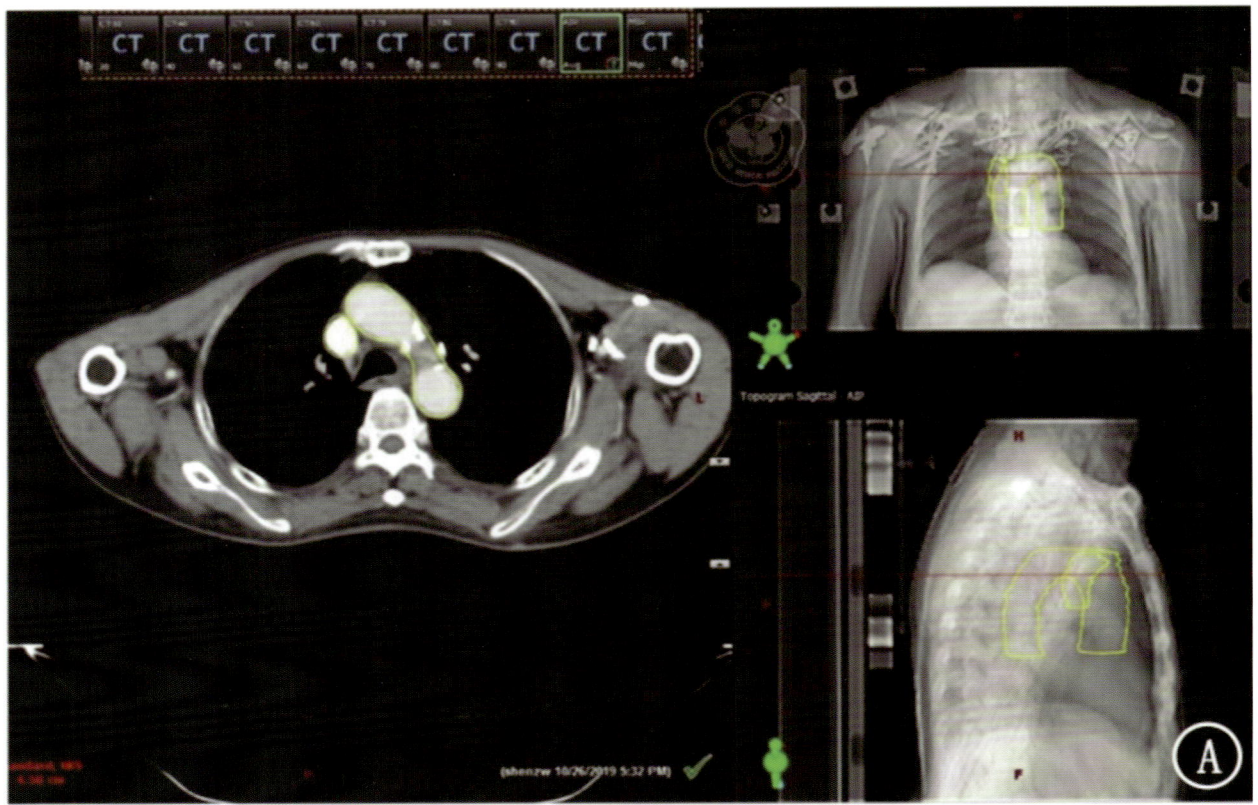

图 5-4　大血管

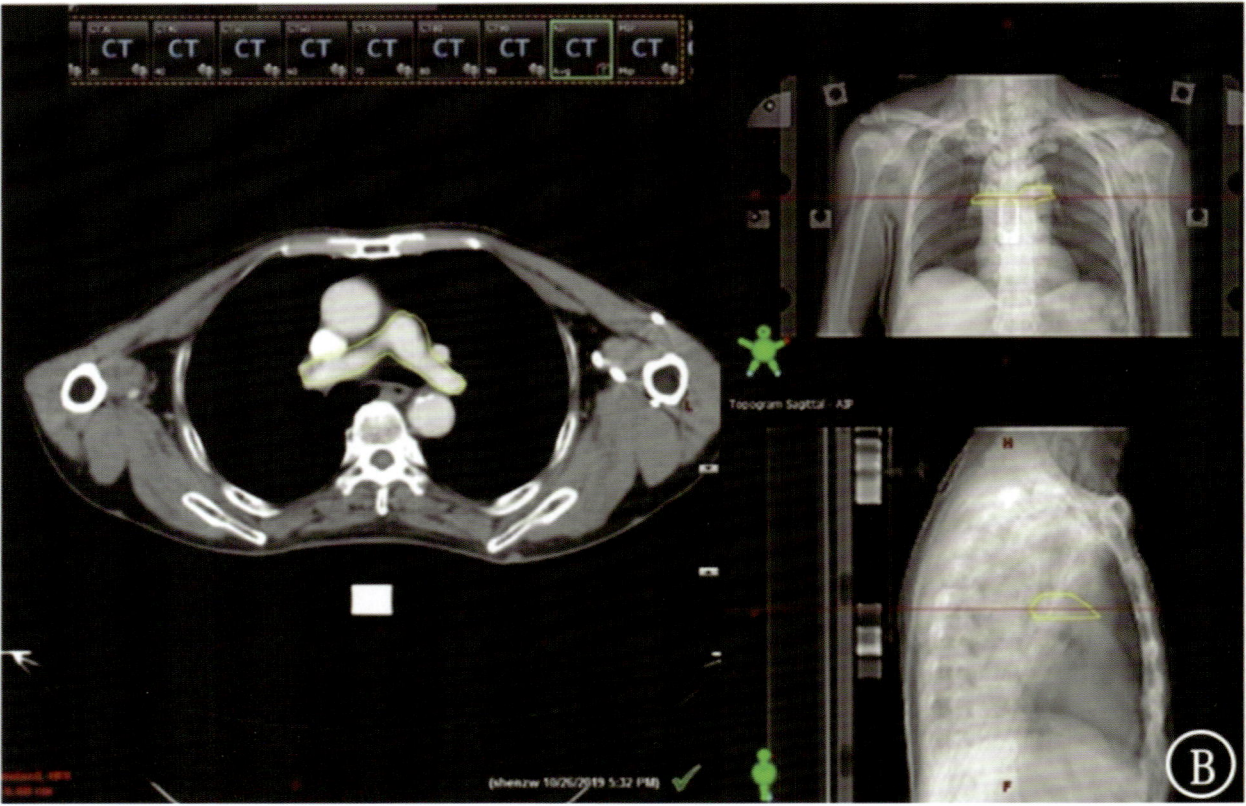

图 5-5　大血管

8）胸壁（用于周围型肺癌，图 5-6）：定义为同侧半胸的肺外 2 cm 的胸壁，胸壁的勾画从同侧肺向外、前和后外扩 2 cm，前方和内侧以胸骨边缘为界，后方和内侧以椎体边缘为界，包含脊神经根穿出处。

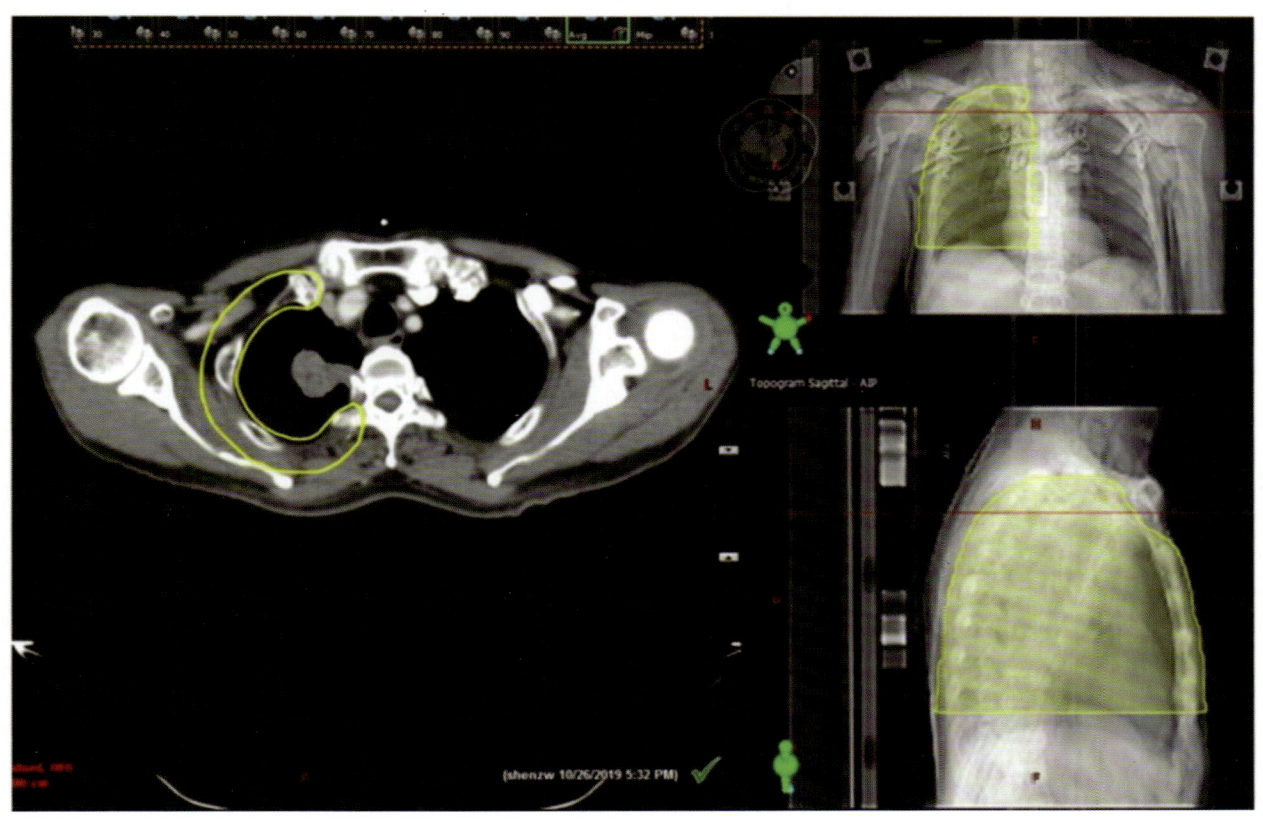

图 5-6　胸壁

9）肋骨（图 5-7）：PTV 5 cm 范围内的肋骨通过勾画骨骼和骨髓来展示其完整结构，通常 CT 轴位上相邻肋骨的几个部分被勾画为一个结构。相邻肋骨不应以连续的方式形成轮廓（即不包括肋间空间作为肋骨的一部分）。

10）皮肤：定义为距离体表外 0.5 cm 范围内的组织。它是均匀厚度（0.5 cm）的外皮部分，在轴位上包含整个体表轮廓。

11）胃：应在纵隔窗勾画，从胃食管交界处到十二指肠。

12）肝脏：除了胆囊和肝血管外，整个肝脏都应该被勾画。

4. 处方剂量及危及器官限量

（1）处方剂量：早期肺癌 SBRT 的处方剂量和分割次数需要根据病灶的大小和位置来决定，主要原则在于尽可能提高局部肿瘤的控制率和降低周围危及器官放疗损伤的风险。根据肿瘤的位置不同，目前临床试验将肿瘤定义为周围型、中央型和超中央型肺癌。RTOG 0236 提出近端支气管树（proximal bronchial tree，PBT）的概念，将肿瘤分为周围型和中央型。PBT 定义为：隆突、左右主支气管、左右上叶支气管、中间支气管、右中叶支气管、舌叶支气管和左右下叶支气管。其中 PBT 周围 2 cm 以内的病变定义为中央型肺癌，之外的病变定义为周围型肺癌（图 5-8）。随后 RTOG 0813 临床试验进一步扩大中央型肺癌定义，包括 PBT 2 cm 以内的肿瘤和紧邻心包胸膜及纵隔胸膜的病变（PTV 与胸膜重叠）。然而 SBRT 风险最大的是超中央型肿瘤，目前绝大多数临床研究将超中央型肺癌定义为 PTV 直接与 PBT、气管、食管、心包膜、大血管重叠。对于中央型和超中央型的病灶，因为单次剂量高可能导致危及器官发生严重损伤的风险明显增加，因此建议增加分割次数和降低单次分割剂量。对于 SBRT 经验较少的单位，超中央型肺癌慎用 SBRT。对于周围型病变，可采用 1～5 次分割的模式。若肿

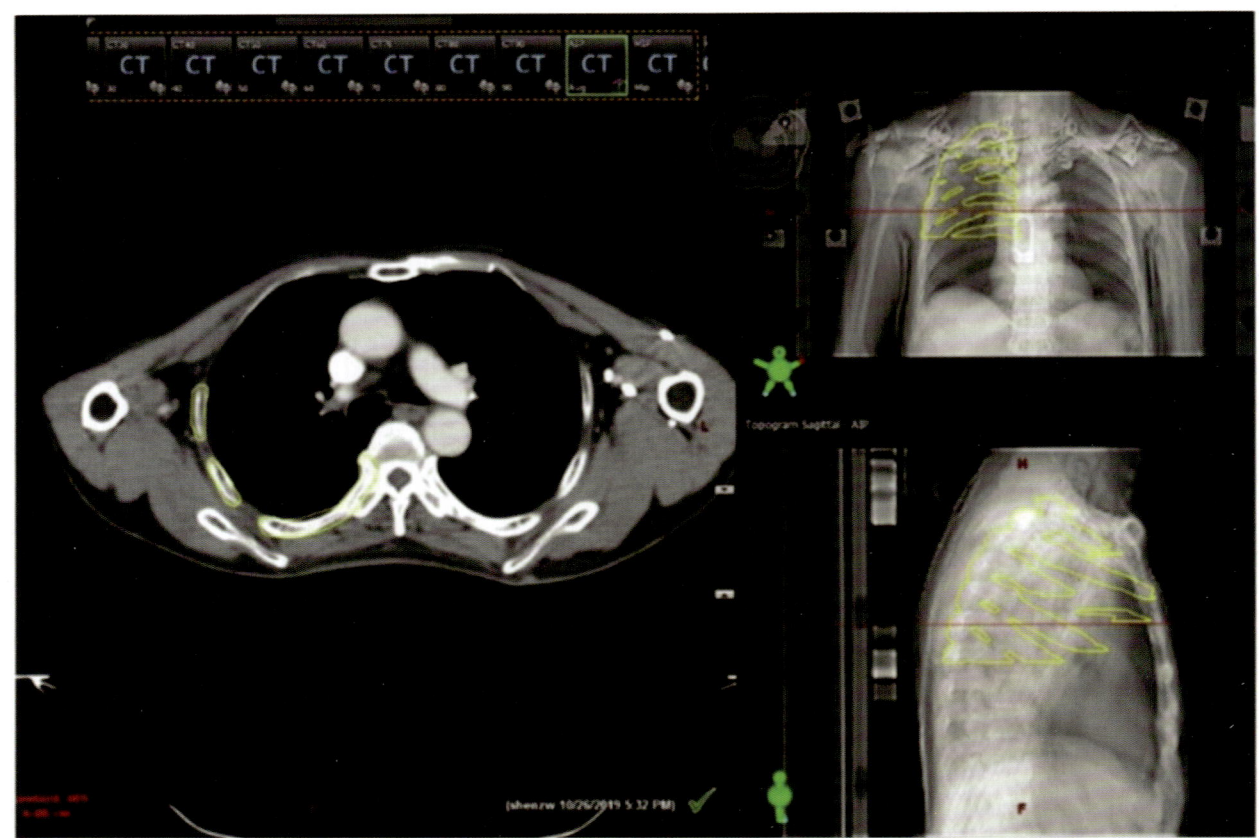

图 5 - 7　肋骨

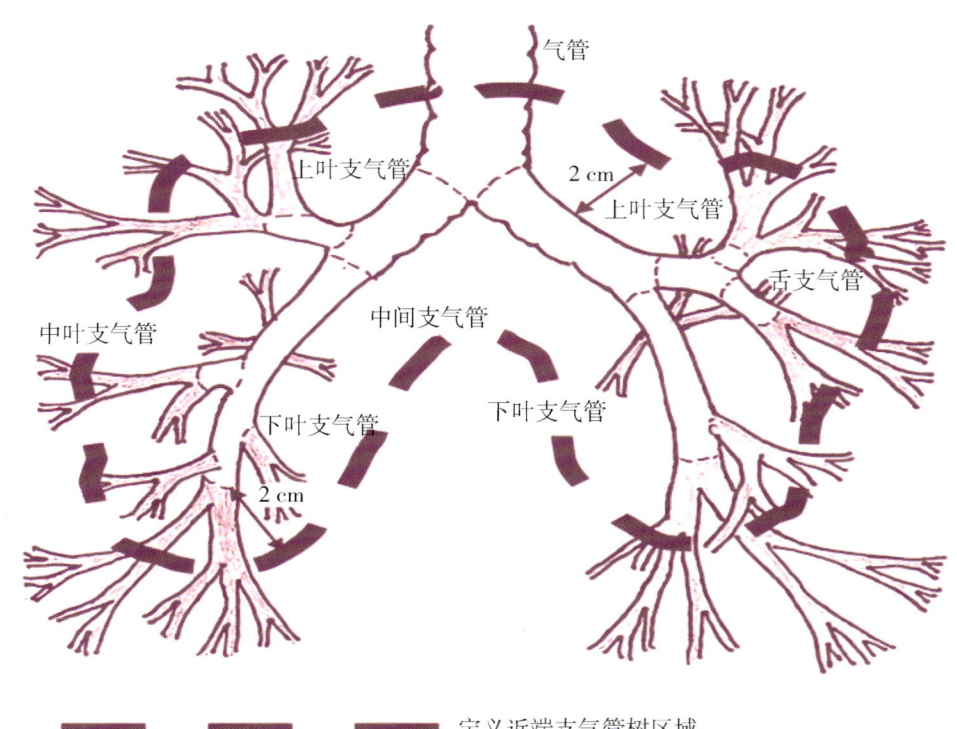

气管

上叶支气管

2 cm

上叶支气管

舌支气管

中叶支气管

中间支气管

下叶支气管

下叶支气管

2 cm

定义近端支气管树区域

图 5 - 8　定义近端支气管树区域

瘤毗邻胸壁，为减少肋骨骨折等严重并发症风险，建议单次剂量控制在 12 Gy 及以下。确定患者处方剂量时，建议使用 LQ 模型将物理剂量转换为单次 2 Gy 生物等效剂量（biological equivalent dose，BED）。根据既往研究结果，BED_{10} 不低于 100 Gy 才能获得更好的局部肿瘤控制和长期生存。表 5-1 参照早期肺癌各项临床试验、《早期非小细胞肺癌立体定向放疗中国专家共识（2019 版）》和《早期非小细胞肺癌立体定向放疗中国专家共识（2022 版）》，总结了早期肺癌 SBRT 常用剂量分割。

表 5-1　　　　　　　　　　　　　　　　早期 NSCLC SBRT 常用处方剂量推荐

位置	肿瘤特征	处方剂量	参考文献
周围型	病变<2 cm，GTV 距离胸壁>1 cm	34 Gy/1 f	RTOG 0915
		54～60 Gy/3 f*	RTOG 0236、0618
	PTV 未毗邻胸壁	60～66 Gy/3 f	TIMMERMAN、LAGERWAARD
		45 Gy/3 f	BAUMANN
中央型	PTV 紧邻或与胸壁重叠	48～60 Gy/4～5 f&	RTOG 0915
	PTV 位于超中央型区域外	50～60 Gy/5 f	RTOG 0313、LAGERWAARD
	PTV 位于超中央型区域内#	50 Gy/4 f 或 70 Gy/10 f	CHANG
		60 Gy/8 f	LAGERWAARD
		50～60 Gy/8～10 f	ZHAO、RAMAN、MENG

注：* 3 f 方案可隔日放疗；& 4～5 f 方案每次放疗之间至少间隔 24 小时，最长间隔不超过 96 小时；# 超中央型病变开展 SBRT 时需谨慎。

（2）危及器官限量：针对 SBRT 放疗损伤的大样本、前瞻性临床研究数据偏少，现根据 NCCN 指南及各个临床试验方案推荐如（表 5-2、表 5-3）OAR 剂量限定。

表 5-2　　　　　　　　　　　　NCCN 指南周围型肺癌 SBRT OAR 最大剂量限定

危及器官	1 f	3 f	4 f	5 f
脊髓	14 Gy	18 Gy（6 Gy/f）	26 Gy（6.5 Gy/f）	30 Gy（6 Gy/f）
食管	15.4 Gy	27 Gy（9 Gy/f）	30 Gy（7.5 Gy/f）	105% PTV 处方剂量*
臂丛	17.5 Gy	24 Gy（8 Gy/f）	27.2 Gy（6.8 Gy/f）	32 Gy（6.4 Gy/f）
心脏/心包	22 Gy	30 Gy（10 Gy/f）	34 Gy（8.5 Gy/f）	105% PTV 处方剂量*
大血管	37 Gy	NS	49 Gy（12.5 Gy/f）	105% PTV 处方剂量*
气管和近端支气管	20.2 Gy	30 Gy（10 Gy/f）	34.8 Gy（8.7 Gy/f）	105% PTV 处方剂量*
肋骨	30 Gy	30 Gy	40 Gy	NS
皮肤	26 Gy	24 Gy（8 Gy/f）	36 Gy（9 Gyf）	32 Gy（6.4 Gy/f）
胃	12.4 Gy	NS	27.2 Gy（6.8 Gy/f）	NS

注：* 中央型肺癌剂量限定；NS：未具体说明。

表 5-3　　　　　　　　　RTOG 0813 中央型肺癌 SBRT OAR 剂量限定标准（5 f）

危及器官	最大放疗剂量	体积剂量	避免终点
脊髓	30 Gy（6 Gy/f）	V22.5<0.25 cc V13.5<0.5 cc	脊髓炎
患侧臂丛	32 Gy（6.4 Gy/f）	V30<3 cc	神经炎
皮肤	32 Gy（6.4 Gy/f）	V30<10 cc	溃疡

续表

危及器官	最大放疗剂量	体积剂量	避免终点
食管	105% PTV 处方剂量	$V27.5 < 5$ cc	狭窄/瘘
心脏/心包	105% PTV 处方剂量	$V32 < 15$ cc	心包炎
大血管	105% PTV 处方剂量	$V47 < 10$ cc	动脉瘤
气管和患侧支气管	105% PTV 处方剂量	$V18 < 4$ cc	狭窄/瘘
肺（双肺）		$V12.5 < 1\,500$ cc	基础肺功能肺炎
		$V13.5 < 1\,000$ cc	

（3）不良反应及处理

1）大气道损伤：主要表现为气道坏死、出血、气管狭窄、气管支气管瘘等。RTOG 0236 研究长期随访结果显示，对于中央型肺癌，若给予 3 分割的治疗方案，其发生 3～5 级大气道损伤的风险为20%，损伤概率是周围型肺癌的 11 倍。因此对于中央型肺癌，应该避免 3 分割的治疗方案。一旦发生大气道损伤，患者预后很差，暂无非常有效的治疗方案。因此，对于大气道损伤，应该以预防为主。

2）放射性肺损伤：是早期肺癌 SBRT 最常见的不良反应之一。放射性肺损伤包括放射性肺炎和放射性肺纤维化，放射性肺炎常发生在放疗后 90 天内，超过 90 天后开始形成肺纤维化。放射性肺炎通常表现为咳嗽、气短、发热等症状。SBRT 肺部照射范围较小，因此发生严重放射性肺损伤的风险相对较小。Revised STARS 研究显示 SBRT 后发生Ⅱ级肺炎及肺纤维化的风险为 1%，并未见明显Ⅲ级肺损伤发生。对于合并间质性肺病的患者，发生放射性肺损伤的风险增加。放射性肺损伤的诊断及治疗参考相关诊疗指南《放射性肺损伤的诊断及治疗》《放射相关性肺炎中国专家诊治共识（2022 版）》。

3）食管损伤：放射性食管损伤常见于中央型肺癌 SBRT 后，主要临床表现为食管炎、狭窄、出血、食管穿孔及瘘。既往研究报道对于中央型肺癌给予 45 Gy/5 f 的 SBRT 治疗，其中约 13% 患者出现2 级及以上放射性食管炎，发生食管瘘及出血的风险低于 1%。根据食管炎发生的严重程度，可给予抑酸、保护黏膜、激素、镇痛等治疗。

4）胸壁损伤：主要表现为胸部的疼痛和肋骨骨折，其中约 10% 的患者出现胸壁疼痛，严重损伤（3 级及以上）的发生率为 2.0%。胸壁的照射剂量和体积是发生胸壁损伤的核心因素，为减少胸壁损伤的发生风险，对于邻近胸壁的周围型肺癌，建议单次放疗剂量控制在 12 Gy 以下。

5）臂丛损伤：主要表现为上肢刺痛、麻木、灼热感、活动受限等。对于位于肺上叶的肿块，需勾画臂丛限制臂丛剂量，以减少臂丛损伤的发生风险。若严格限制臂丛的照射剂量，其发生严重损伤的风险较小。臂丛损伤的治疗主要以营养神经和康复治疗为主。

五、免疫治疗

目前国内外诊疗指南并未推荐早期肺癌 SBRT 联合免疫治疗，其核心原因在于目前并没有大样本、前瞻性、随机对照临床试验作为高级别证据支持联合治疗的模式。然而单纯 SBRT 治疗早期肺癌的研究数据显示，区域复发和远处转移是患者治疗失败最主要的原因，发生率分别为 12.5% 和 8.8%，因此理论上 SBRT 联合免疫治疗有可能进一步提高患者治疗疗效。近期美国 MD 安德森癌症中心张玉蛟教授牵头开展的一项多中心、Ⅱ期、随机对照临床研究，比较 SBRT 与 SBRT 联合免疫治疗对无淋巴结转移的早期非小细胞肺癌或孤立的肺间质复发患者的疗效及安全性。研究总共纳入 156 例患者，其中SBRT 和 SBRT 联合免疫治疗组各 78 例，免疫治疗方案为 nivolumab，用法为每周期 480 mg，间隔 4周 1 次，总计 4 周期治疗，其中第 1 周期免疫治疗在放疗第一天开始或第一次放疗结束后 36 小时内进行。研究结果显示 SBRT 联合免疫治疗明显提高患者 4 年无事件生存率（77% vs 53%，$HR = 0.38$，$P = 0.0056$），联合治疗模式安全性良好，3 级免疫相关毒性反应发生率为 15%，且并没有患者发生 3 级或以上肺炎。研究结果显示早期肺癌 SBRT 联合免疫治疗具有重要的研究前景，未来期待Ⅲ期临床试验结果。

六、病例分析

病例（一）（早期中央型肺癌 SBRT）

患者，女，74 岁。咳嗽半年。CT 示左下肺肿块，考虑左下肺癌可能性大（图 5‑9）。经皮肺穿刺活检病理示腺癌。肺通气功能大致正常，肺通气储备功能轻度降低，气道阻力在正常范围（FEV1：1.85 L，B/Pd 105.49%）。诊断及分期：原发性支气管肺癌，左下肺中央型，腺癌，$T_{2b}N_0M_0$ ⅡA 期。患者因高龄拒绝手术，对胸部病灶行 SBRT，处方剂量：PTV 56 Gy/8 f（图 5‑10、图 5‑11 和表 5‑4）。

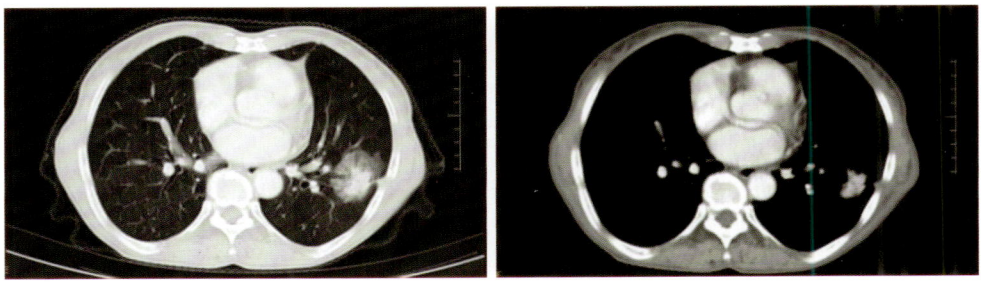

图 5‑9　早期中央型肺癌患者 CT

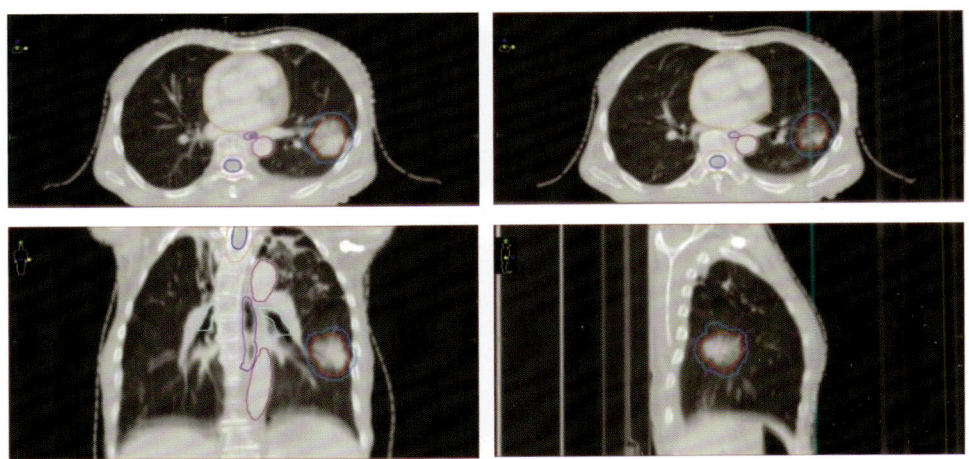

图 5‑10　放疗靶区勾画：GTV（红线区域）为肺部原发灶，PTV（浅蓝线区域）为 GTV 外扩 5 mm

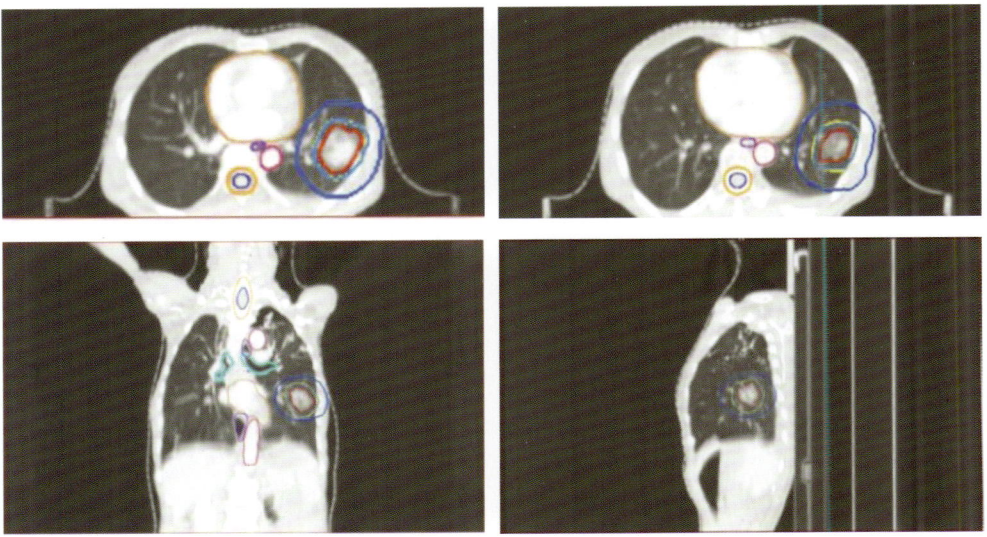

图 5‑11　放疗计划等剂量曲线代表层面：GTV（红线）、PTV（浅蓝色）、56 Gy 剂量分布区域（黄色）、28 Gy 剂量分布区域（深蓝色）

表 5 - 4 病例（一）PTV 及危及器官剂量

危及器官	剂量
脊髓	$D_{0.03\,cc}=12.43$ Gy，$D_{0.35\,cc}=11.92$ Gy，$D_{1.2\,cc}=11.34$ Gy，$D_{max}=12.61$ Gy
食管	$D_{0.03\,cc}=10.83$ Gy，$D_{5\,cc}=9.21$ Gy
心脏	$D_{0.03\,cc}=25.05$ Gy，$D_{15\,cc}=10.66$ Gy
大血管	$D_{0.03\,cc}=19.14$ Gy，$D_{10\,cc}=9.87$ Gy
支气管树	$D_{0.03\,cc}=21.42$ Gy，$D_{5\,cc}=7.04$ Gy
胸壁	$D_{max}=61.87$ Gy
肺-GTV	$V_{11\,Gy}=14.14\%$，$V_{13\,Gy}=13.01\%$，$V_{13.5\,Gy}=12.72\%$，$V_{14.5\,Gy}=12.16\%$
PTV	$D_{95\%}=57.21$ Gy

病例（二）（早期周围型肺癌 SBRT）

患者，男，73 岁。因气促半年，加重伴咳嗽咳痰 1 个月入院。CT 示左上肺占位灶，考虑周围型肺癌（图 5 - 12）。肺功能：重度阻塞性通气功能障碍，肺通气储备功能中度降低，远端小气道阻塞（FEV1 Bst 1.11 L，B/Pd 47.81%）。病理示：非角化性鳞癌。诊断为原发性支气管肺癌，左上肺周围型，鳞癌，$T_{1c}N_0M_0$，ⅠA 3 期。患者肺功能差，无法耐受手术，行胸部病灶 SBRT，处方剂量：PTV 50 Gy/5 f（图 5 - 13、图 5 - 14 和表 5 - 5）。

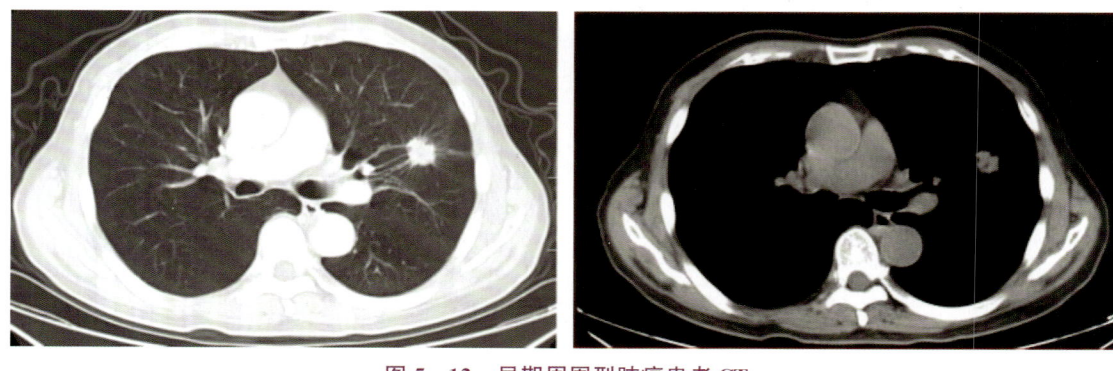

图 5 - 12 早期周围型肺癌患者 CT

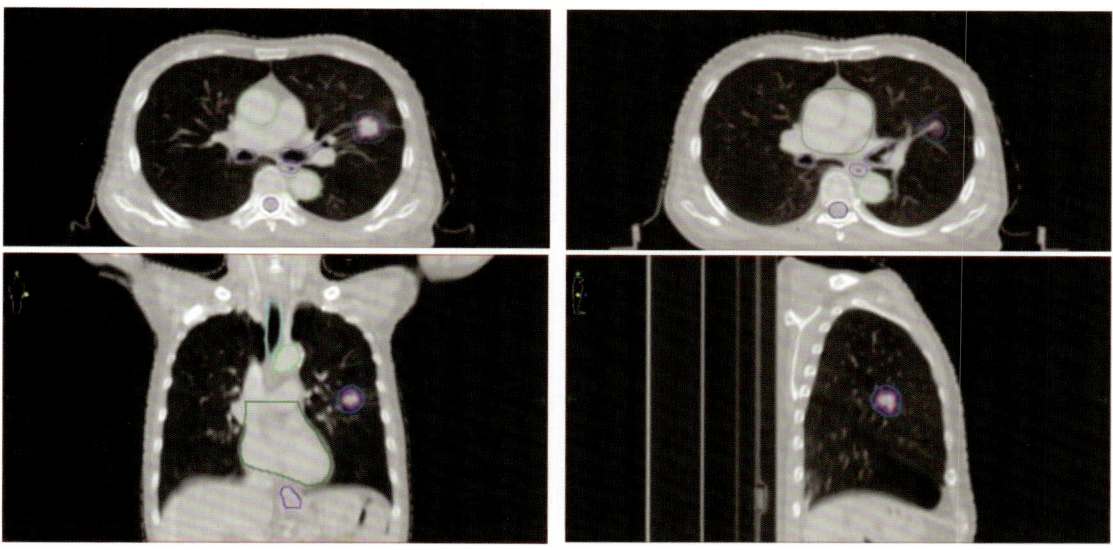

图 5 - 13 放疗靶区勾画：GTV（粉红线区域）为肺部原发灶，PTV（蓝线区域）为 GTV 外扩 5 mm

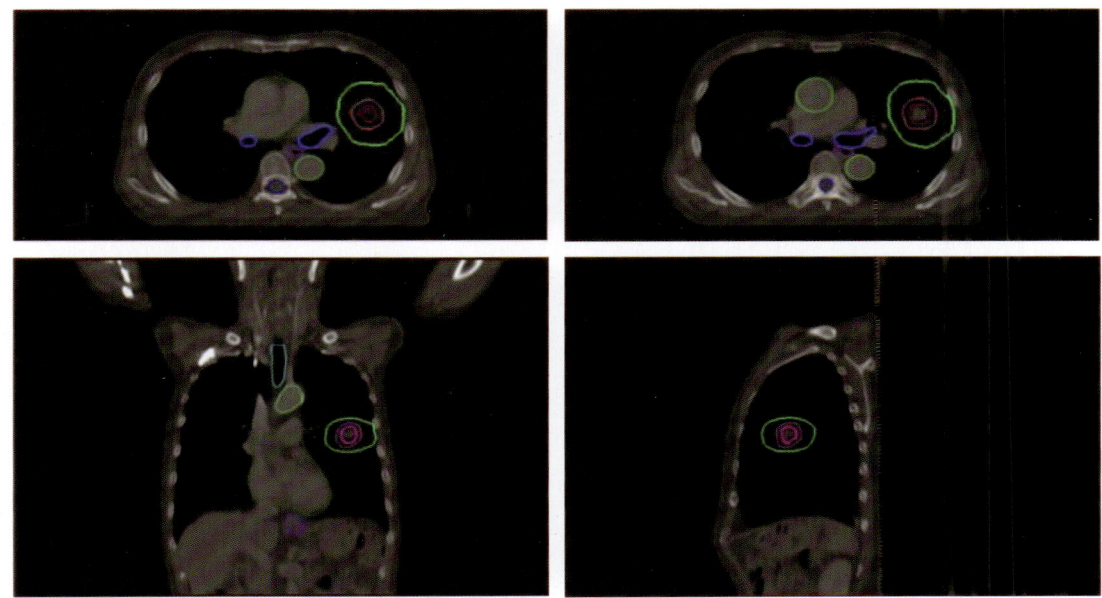

图 5-14　放疗计划等剂量曲线代表层面：GTV（粉红线）、PTV（蓝线）、50 Gy 剂量分布区域（红线）、25 Gy 剂量分布区域（绿线）

表 5-5　　　　　　　　　　　　　　　　病例（二）PTV 及危及器官剂量

危及器官	剂量
脊髓	$D_{0.03\,cc}=4.04$ Gy，$D_{0.35\,cc}=3.56$ Gy，$D_{1.2\,cc}=3.2$ Gy，$D_{max}=4.29$ Gy
食管	$D_{0.03\,cc}=7.84$ Gy，$D_{5cc}=6.38$ Gy
心脏	$D_{0.03\,cc}=11.35$ Gy，$D_{15\,cc}=0.82$ Gy
大血管	$D_{0.03\,cc}=9.98$ Gy，$D_{10\,cc}=6.18$ Gy
支气管树	$D_{0.03\,cc}=17.86$ Gy，$D_{5\,cc}=12.72$ Gy
胸壁	$D_{max}=26.05$ Gy
肺-GTV	V11 Gy$=6.74\%$，V13 Gy$=5.77\%$，V13.5 Gy$=5.54\%$，V14.5 Gy$=5.07\%$
PTV	$D_{95\%}=50.86$ Gy

病例（三）（肺转移瘤 SBRT）

患者，男，78 岁。肾透明细胞癌术后 2 年余。胸部 CT 示左下肺、右上肺新增实性结节，考虑转移瘤可能性大，考虑寡转移。血气分析示：PO_2 74 mmHg，PCO_2 33 mmHg；诊断为肾恶性肿瘤，透明细胞性肾细胞癌（肺转移）。行肺转移瘤 SBRT，处方剂量：PTV（左下肺结节）50.0 Gy/10 f；PTV（右上肺结节）50.0 Gy/10 f（图 5-15、图 5-16 和表 5-6）。

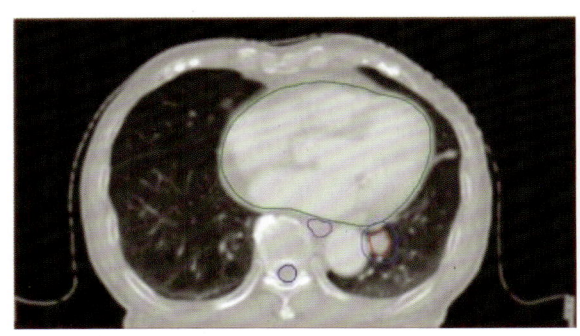
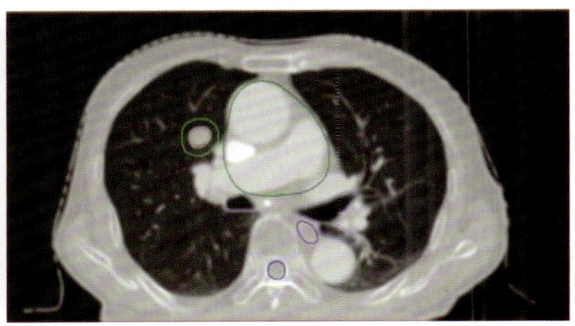

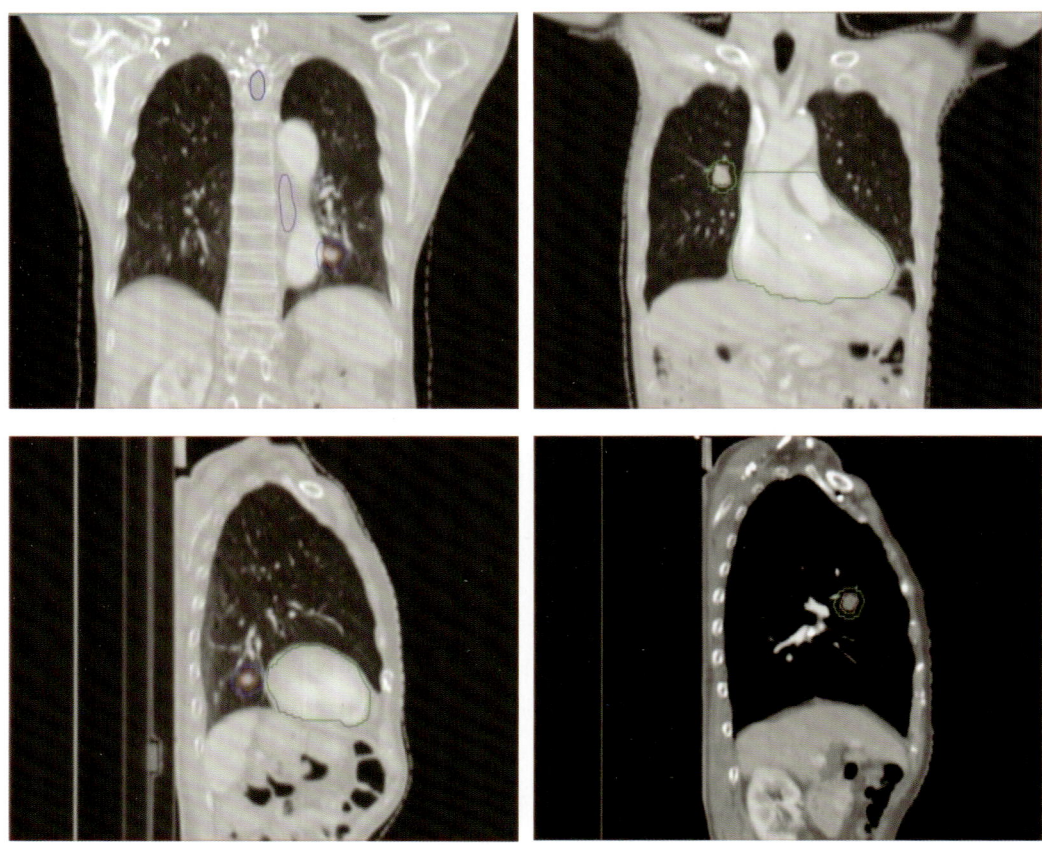

图 5 - 15　肺转移瘤患者 SBRT 靶区勾画：GTV1（红线）为左肺病灶，PTV1（蓝线）为 GTV1 外扩 5 mm；GTV2（棕线）为右肺病灶，PTV2（绿线）为 GTV2 外扩 5 mm

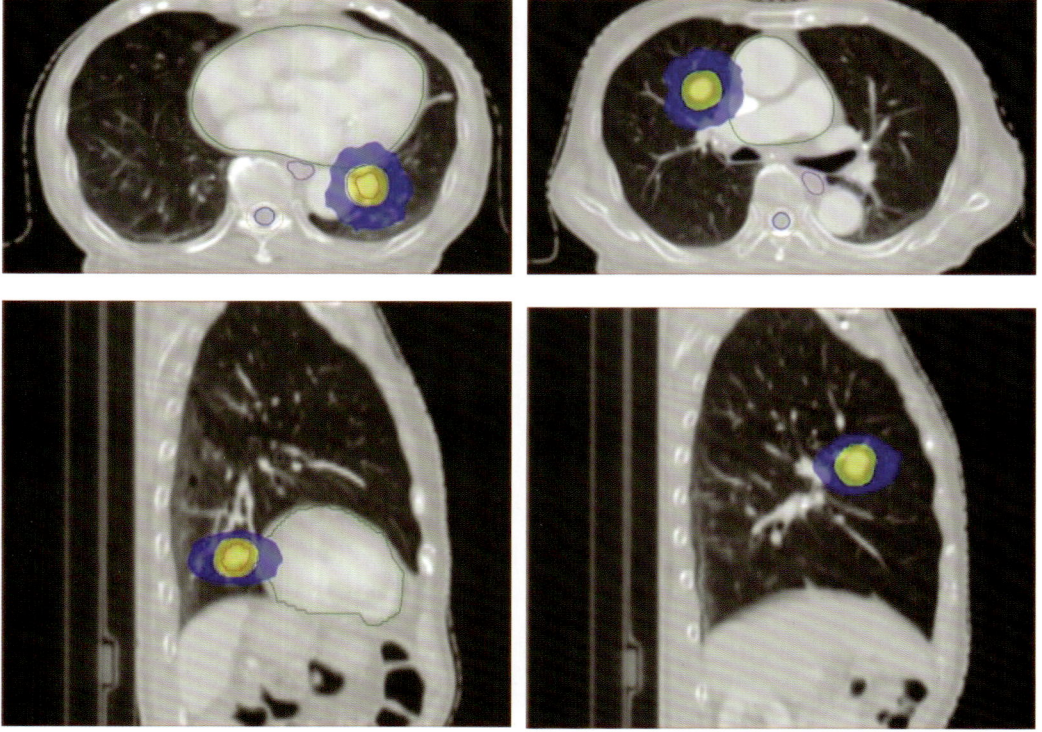

图 5 - 16　放疗计划等剂量曲线代表层面：GTV1（红线）、PTV1（蓝线）、GTV2（棕线）、PTV2（绿线）、50 Gy 分布区域（黄色）及 25 Gy 分布区域（蓝色）

表 5 - 6　　　　　　　　　　　　**病例（三）PTV 及危及器官剂量**

危及器官	剂量
脊髓	$D_{0.03 cc}=9.84\ Gy$，$D_{0.35 cc}=9.49\ Gy$，$D_{1.2 cc}=9.01\ Gy$，$D_{max}=10.08\ Gy$
食管	$D_{0.03 cc}=16.14\ Gy$，$D_{5 cc}=11.98\ Gy$
心脏	$D_{0.03 cc}=53.78\ Gy$，$D_{15 cc}=2.82\ Gy$
支气管树	$D_{0.03 cc}=19.61\ Gy$，$D_{5 cc}=12.02\ Gy$
胸壁	$D_{max}=15.48\ Gy$
肺-GTV	$V11Gy=28.79\%$，$V13\ Gy=24.39\%$，$V13.5\ Gy=23.35\%$，$V14.5\ Gy=21.26\%$
PTV1（左肺） PTV2（右肺）	$D_{95\%}=50.86\ Gy$；$D_{95\%}=51\ Gy$

病例（四）（多原发肺癌 SBRT）

　　患者，男，70 岁。因咳嗽咳痰、活动后气促入院。PET-CT 示：①右肺上叶前段糖代谢增高的实性结节，考虑右上肺周围型；②左肺上叶前段不规则囊腔样病变，部分伴壁稍增厚，部分伴糖代谢轻度增高，考虑囊腔型肺癌可能；右上肺活检示中分化鳞状细胞癌，左上肺活检符合分化较好的肺腺癌（图 5 - 17）。肺功能：中-重度混合性通气功能障碍，肺通气储备功能中度降低，气道阻力增高（FEV1：Bst 1.54 L，B/Pd 55.24%）。诊断为双原发肺癌 右上肺鳞癌 $cT_1N_0M_0$ Ⅰ期、左上肺腺癌 $cT_1N_0M_0$ Ⅰ期。行双肺病灶 SBRT。处方剂量：PTV1（右上肺原发灶）60.0 Gy/10 f；PTV2（左上肺原发灶）60.0 Gy/10 f（图 5 - 18、图 5 - 19 和表 5 - 7）。

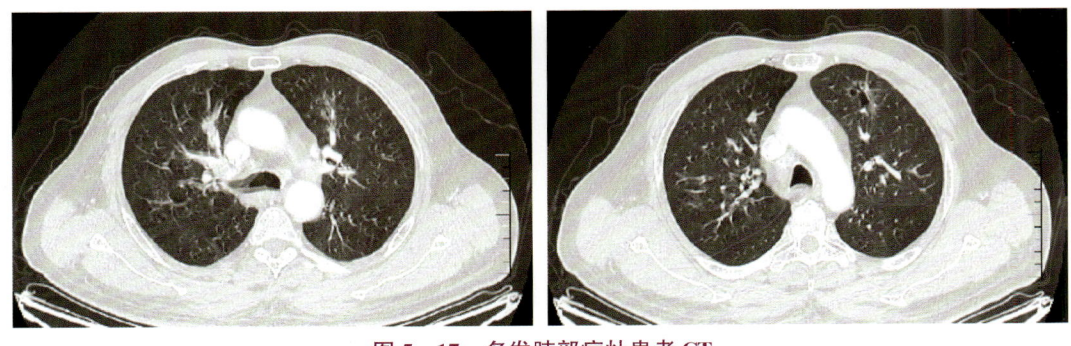

图 5 - 17　多发肺部病灶患者 CT

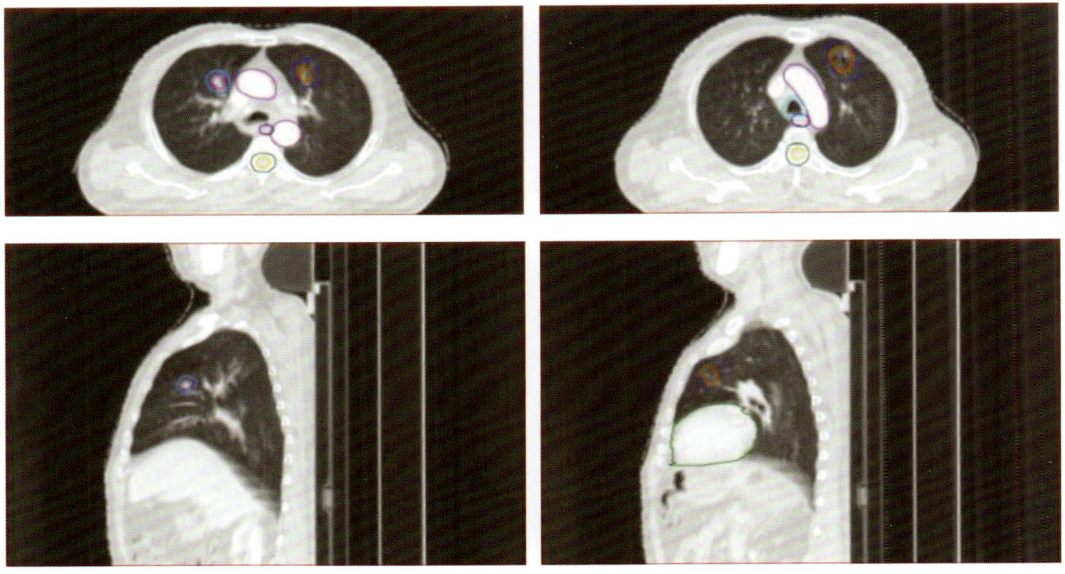

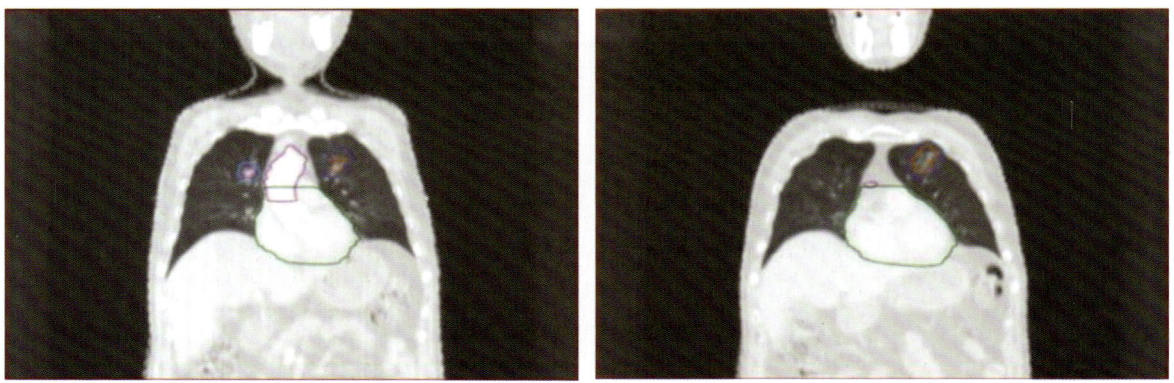

图 5-18　多发肺部病灶 SBRT 靶区勾画：GTV1（粉红线）为右肺病灶，PTV1（浅蓝线）为 GTV1 外扩 5 mm；GTV2（橘红线）为左肺病灶，PTV2（深蓝线）为 GTV2 外扩 5 mm

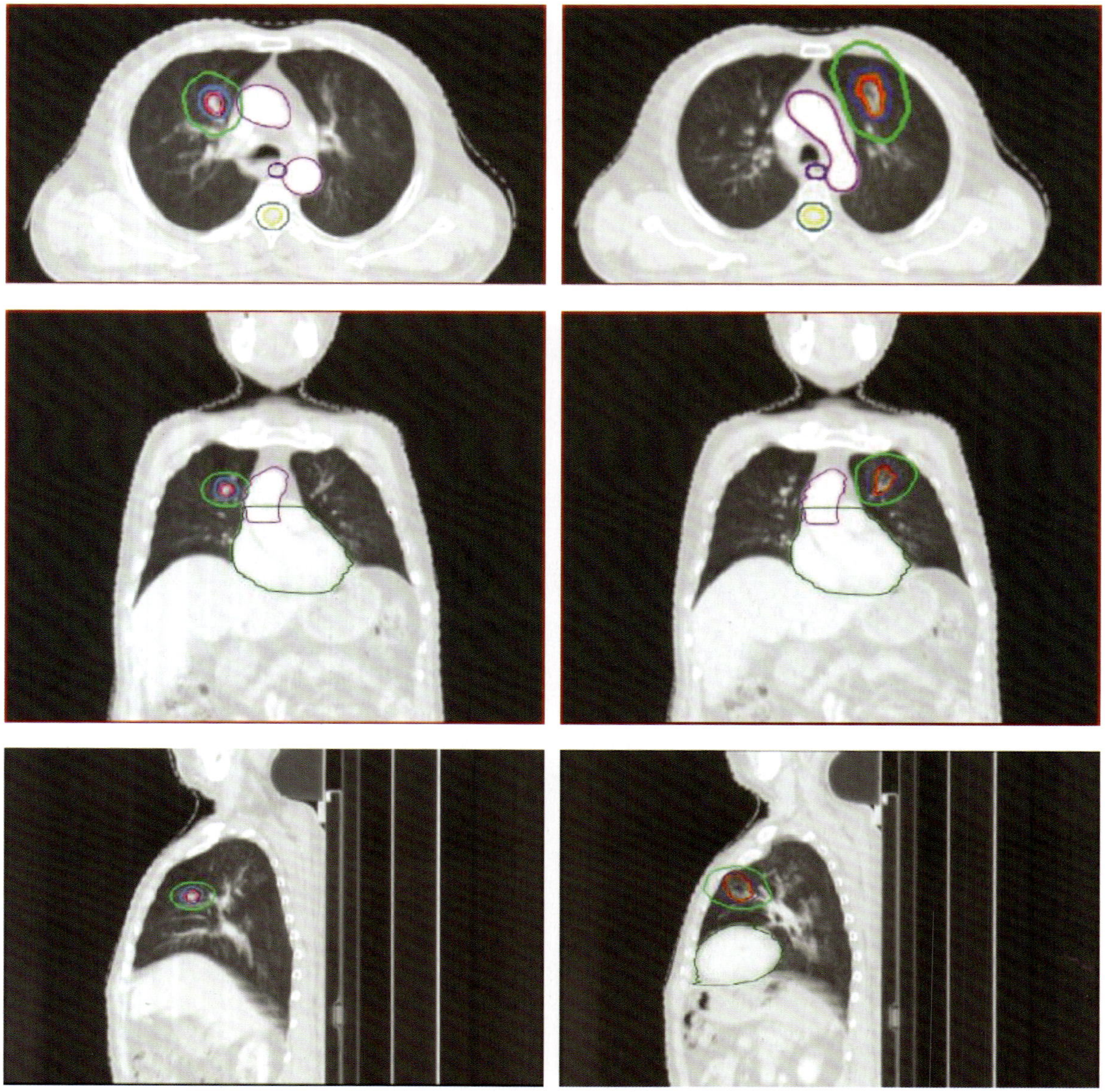

图 5-19　放疗计划等剂量曲线代表层面：GTV1（粉红线）、PTV1（浅蓝线）、GTV2（橘红线）、PTV2（深蓝线）、60 Gy 剂量分布区域（红色）、30 Gy 剂量分布区域（绿色）

表 5 - 7　　　　　　　　　　　　病例（四）PTV 及危及器官剂量

危及器官	剂量
脊髓	$D_{0.03\,cc}=6.13$ Gy，$D_{0.35\,cc}=5.63$ Gy，$D_{1.2\,cc}=5.05$ Gy，$D_{max}=6.29$ Gy
食管	$D_{0.03\,cc}=9.6$ Gy，$D_{5\,cc}=5.28$ Gy
心脏	$D_{0.03\,cc}=11.11$ Gy，$D_{15\,cc}=1.78$ Gy
大血管	$D_{0.03\,cc}=36.33$ Gy，$D_{10\,cc}=17.47$ Gy
支气管树	$D_{0.03\,cc}=5.8$ Gy，$D_{5\,cc}=0.76$ Gy
胸壁	$D_{max}=22.36$ Gy
肺 - GTV	$V_{11\,Gy}=5.74\%$，$V_{13\,Gy}=4.8\%$，$V_{13.5\,Gy}=4.6\%$，$V_{14.5\,Gy}=4.21\%$
PTV1（右）	$D_{95\%}=61.24$ Gy
危及器官	剂量
脊髓	$D_{0.03\,cc}=8.78$ Gy，$D_{0.35\,cc}=7.98$ Gy，$D_{1.2\,cc}=7.23$ Gy，$D_{max}=9.15$ Gy
食管	$D_{0.03\,cc}=10.31$ Gy，$D_{5\,cc}=6.19$ Gy
心脏	$D_{0.03\,cc}=7.13$ Gy，$D_{15\,cc}=1.58$ Gy
大血管	$D_{0.03\,cc}=23.82$ Gy，$D_{10\,cc}=15.71$ Gy
支气管树	$D_{0.03\,cc}=9.23$ Gy，$D_{5\,cc}=4.93$ Gy
胸壁	$D_{max}=61.61$ Gy
肺 - GTV	$V_{11\,Gy}=9.52\%$，$V_{13\,Gy}=8.25\%$，$V_{13.5\,Gy}=7.98\%$，$V_{14.5\,Gy}=7.45\%$
PTV2（左）	$D_{95\%}=60.77$ Gy

病例（五）（DIBH 引导下 SBRT）

　　患者，男，56 岁。主诉咳嗽伴痰中带血 2 个月。CT 示左下肺肿块，考虑肺癌，并肝脏、右肾上腺转移瘤可能性大，左锁骨上、左肺门、纵隔、右膈脚后间隙及腹膜后多发淋巴转移瘤可能（图 5 - 20）。软脑膜 MR 示脑内多发结节灶，考虑脑转移瘤可能性大。肺功能示轻度阻塞性通气功能障碍，肺通气储备功能中度降低，小气道阻塞（FEV1：Bst 2.46 L，B/Pd 83.77%）。诊断为原发性支气管肺癌，左肺，腺癌，$T_4N_3M_1$ Ⅳ 期，脑转移，肝转移，肾上腺转移，KRAS G12D，TP53，BRCA1，多周期内科治疗及脑转移灶放疗后行深吸气屏气（DIBH）下肺部病灶 SBRT，具体剂量：60 Gy/8 f（图 5 - 21、图 5 - 22 和表 5 - 8）。

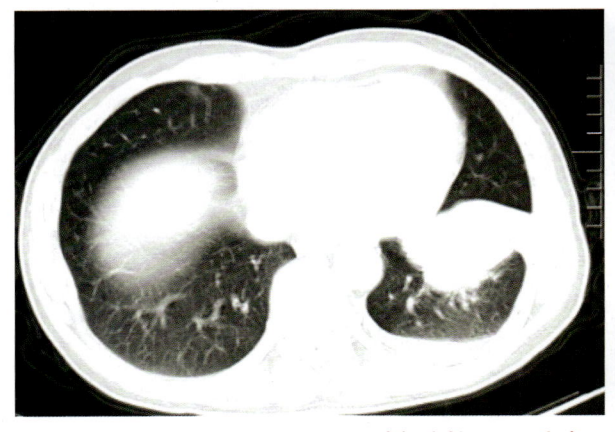
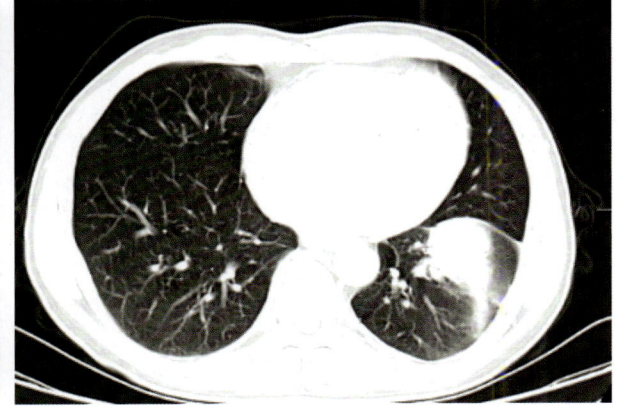

图 5 - 20　DIBH 下肺部病灶 SBRT 患者，左图为初诊 CT，右图为内科治疗后复查 CT

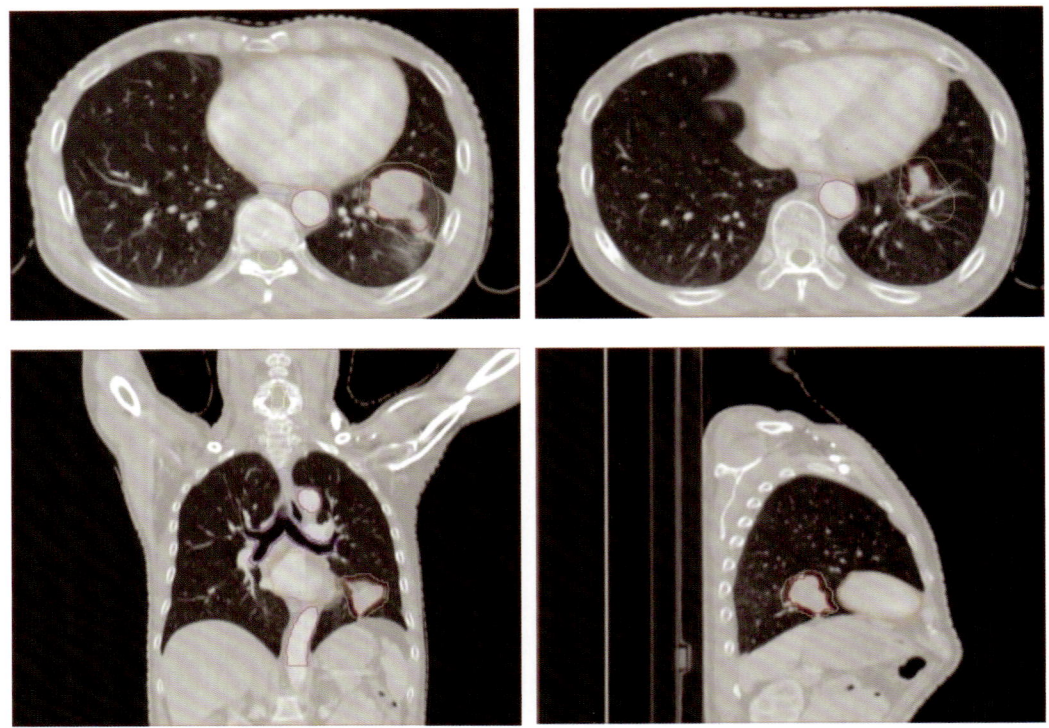

图 5－21　靶区勾画：GTV（红线）为肺部病灶，PTV（橙线）为 GTV 外扩 5 mm

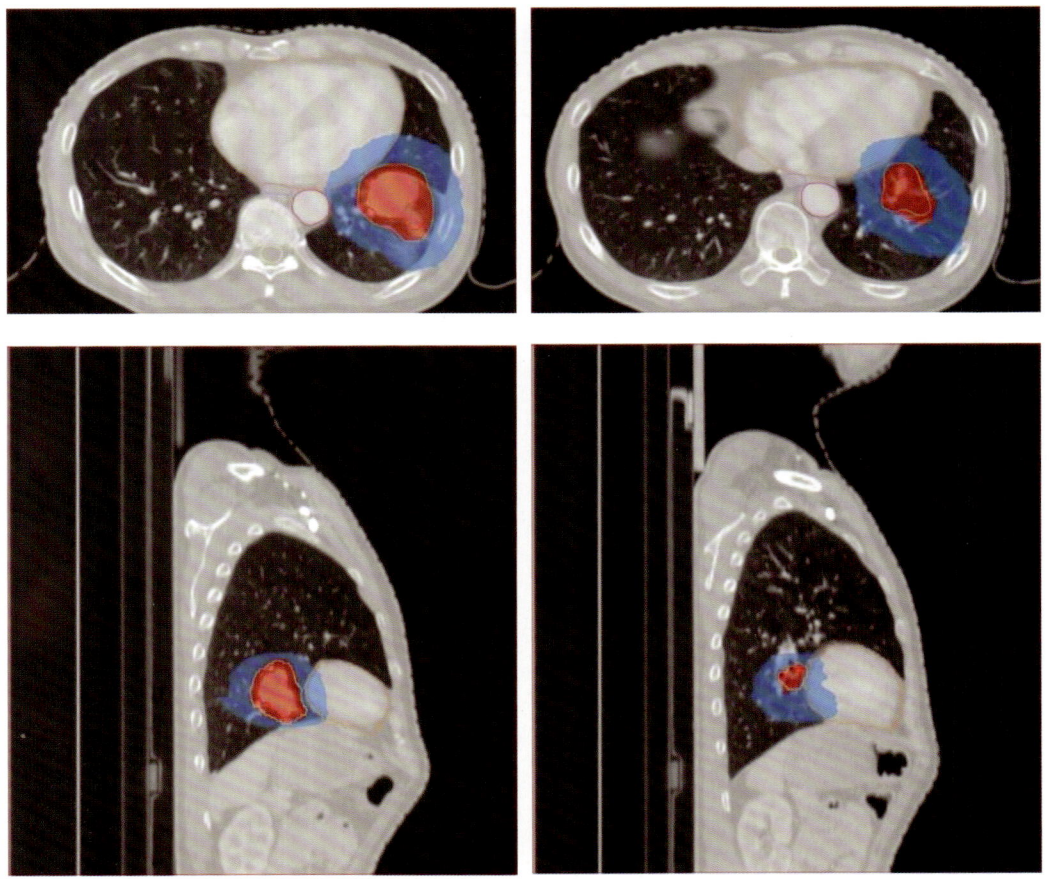

图 5－22　放疗计划等剂量曲线代表层面：GTV（红线）、PTV（橙线）、60 Gy 剂量分布区域（红色）、30 Gy 剂量分布区域（蓝色）

表 5-8 病例（五）PTV 及危及器官剂量

危及器官	剂量
脊髓	$D_{0.03\,cc}$＝15.24 Gy，$D_{0.35\,cc}$＝13.86 Gy，$D_{1.2\,cc}$＝11.94 Gy，D_{max}＝16.23 Gy
食管	$D_{0.03\,cc}$＝20.96 Gy，$D_{5\,cc}$＝9.86 Gy
心脏	$D_{0.03\,cc}$＝57.18 Gy，$D_{15\,cc}$＝34.32 Gy
大血管	$D_{0.03\,cc}$＝33.08 Gy，$D_{10\,cc}$＝21.43 Gy
支气管树	$D_{0.03\,cc}$＝25.18 Gy，$D_{5\,cc}$＝1.31 Gy
胸壁	D_{max}＝56.45 Gy
肺-GTV	$V11\,Gy$＝13.78％，$V13\,Gy$＝12.72％，$V13.5\,Gy$＝12.51％，$V14.5\,Gy$＝12.13％
PTV	$D_{95\%}$＝60.94 Gy

病例（六）（ALL-in-One 一站式 SBRT 治疗）

患者，男，72 岁。因发现肺部结节入院。全身 PET-CT 示：左下肺背段类圆形软组织密度结节影，PET 于相应部位见异常放射性浓聚影，考虑恶性肿瘤（原发性肺癌）可能性大（图 5-23）。支气管镜下活检示（左下肺）角化性鳞状细胞癌。肺功能：重度混合性通气功能障碍，肺通气储备功能中度降低，大气道阻塞（FEV1：Bst 1.14 L，B/Pd 38.74％）。诊断为原发性支气管肺癌，左下肺 $cT_1N_0M_0$ ⅠA 期，角化性鳞癌。因肺功能差无法耐受手术，行肺部病灶根治性 SBRT 放疗，PTV 50 Gy/5 f 隔天 1 次。采用 ALL-in-One 一站式治疗，患者定位、靶区勾画、计划设计、复位验证一次性做完，从定位到第一次治疗结束耗时 45 分钟（图 5-24、图 5-25 和表 5-9）。

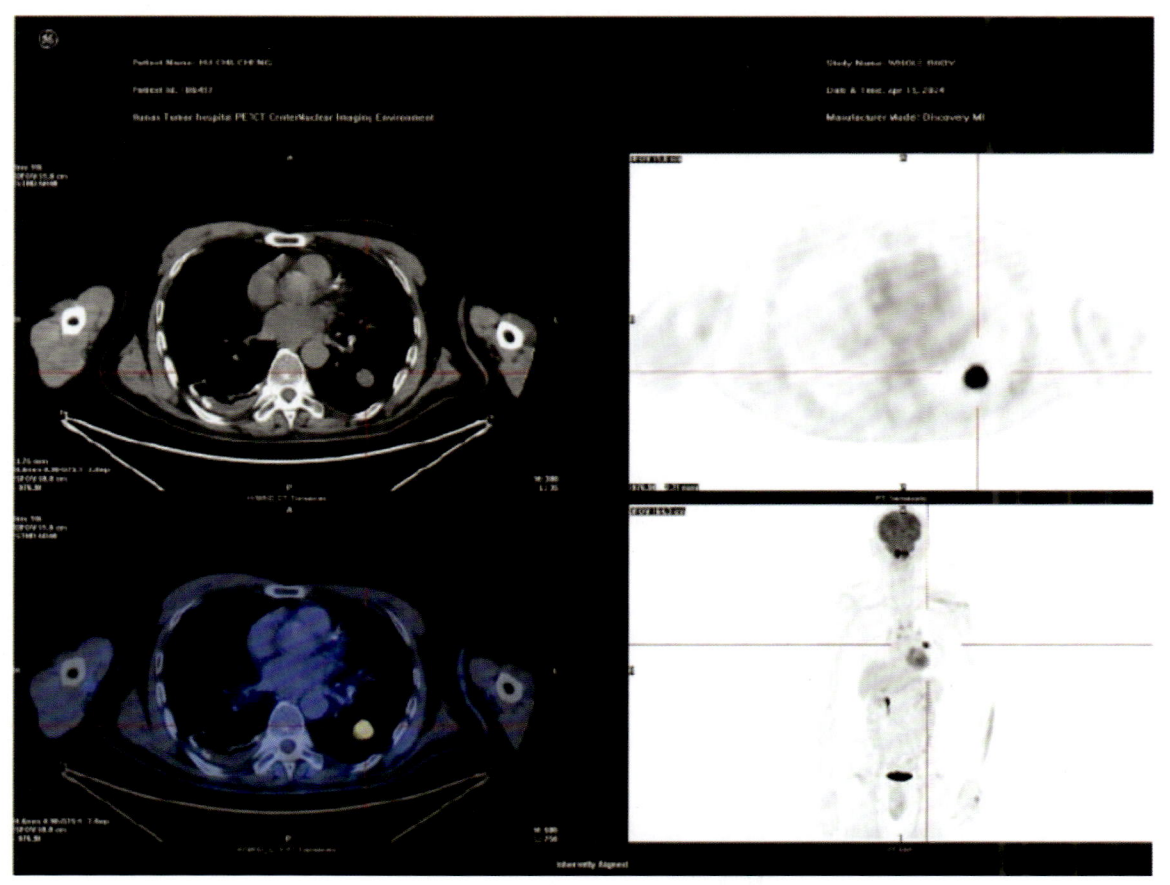

图 5-23 AIO 肺癌患者 PET-CT

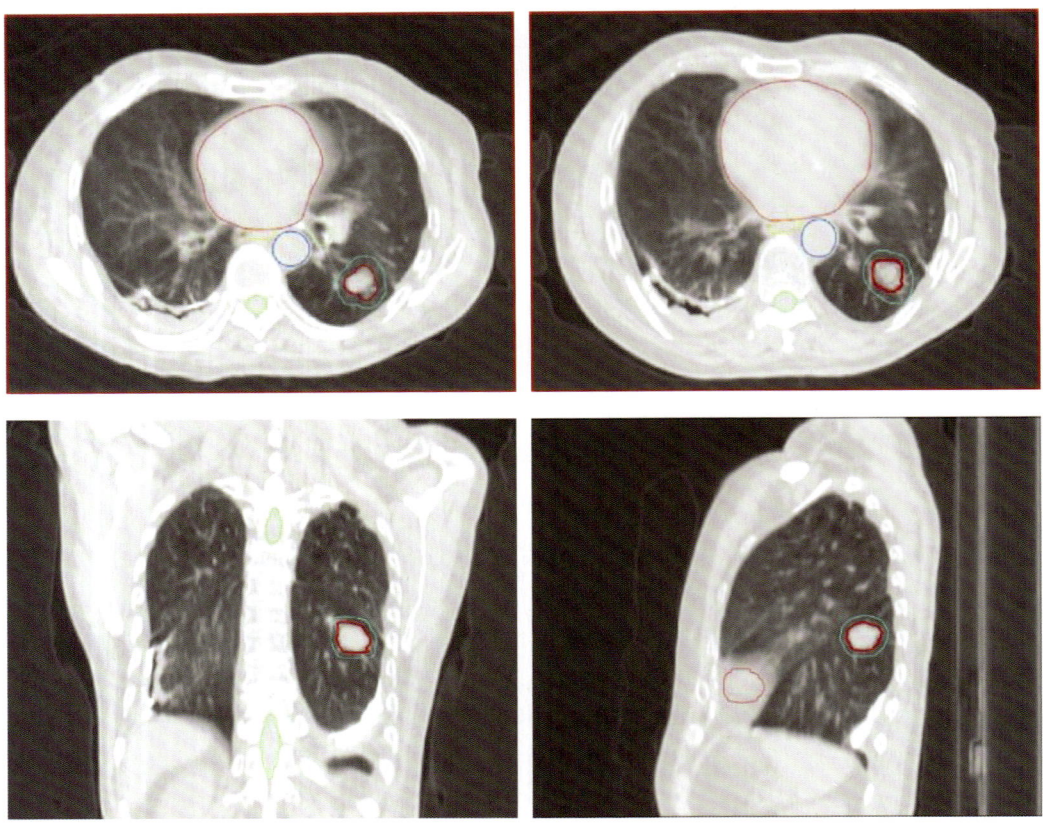

图 5-24　靶区勾画：GTV（红线）为肺部病灶，PTV（浅绿线）为 GTV 外扩 5 mm

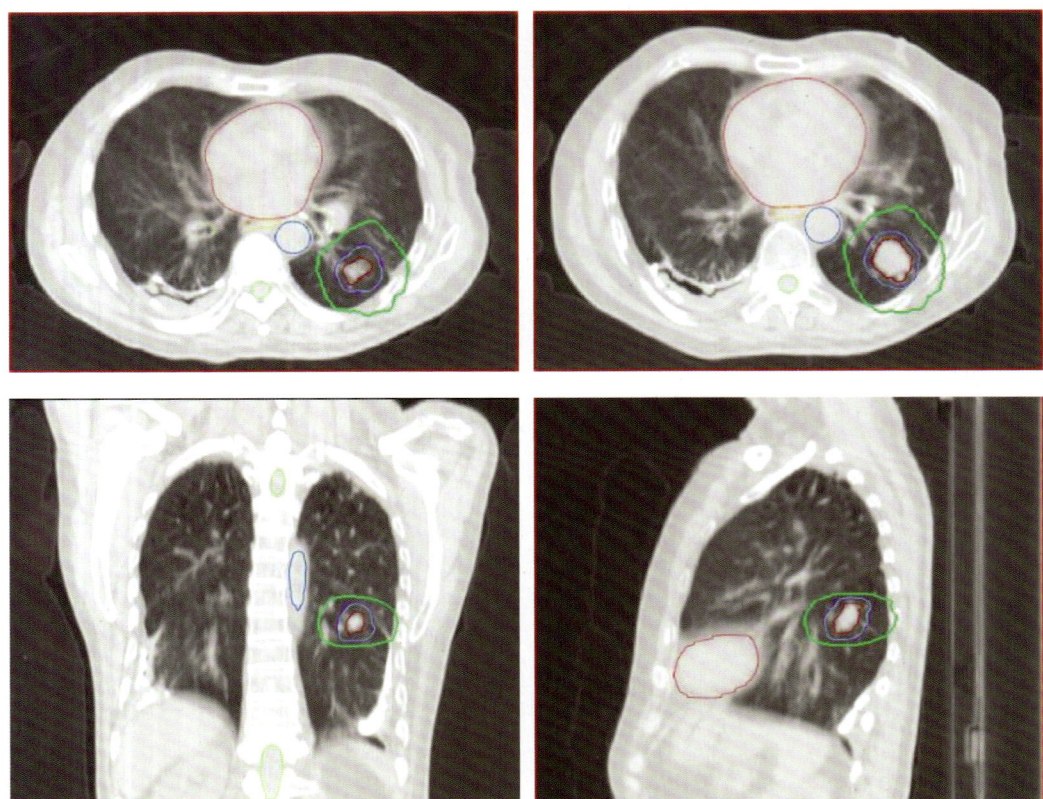

图 5-25　放疗计划等剂量曲线代表层面：GTV（红线）、PTV（浅绿线）、50 Gy 剂量分
布区域（蓝线）、25 Gy 剂量分布区域（绿线）

表 5 - 9　　　　　　　　　　　　病例（六）**PTV 及危及器官剂量**

危及器官	剂量
脊髓	$D_{0.03\,cc}=10.57$ Gy，$D_{0.35\,cc}=9.97$ Gy，$D_{1.2\,cc}=9.5$ Gy，$D_{maz}=10.82$ Gy
食管	$D_{0.03\,cc}=10.3$ Gy，$D_{5\,cc}=6.95$ Gy
心脏	$D_{0.03\,cc}=11.94$ Gy，$D_{15\,cc}=8.2$ Gy，
大血管	$D_{0.03\,cc}=19.45$ Gy，$D_{10\,cc}=12.71$ Gy
支气管树	$D_{0.03\,cc}=16.3$ Gy，$D_{5\,cc}=4.12$ Gy
胸壁	$D_{max}=48.95$ Gy
肺 - GTV	V11 Gy=28.79％，V13 Gy=24.39％，V13.5 Gy=23.35％，V14.5 Gy=21.26％
PTV	$D_{95\%}=51.15$ Gy

〔刘　怀　甘　霞　谢闻季　肖　琴　孙小雯　张　琳〕

第六章　原发性肝癌的立体定向放射治疗

一、概述

肝细胞癌（hepatocellular carcinoma，HCC）是世界范围内最常见的肝脏恶性肿瘤类型，也是导致癌症相关死亡的第二大原因，全球每年死亡超过 70 万例。随着放疗水平的提高，放疗在 HCC 治疗中的作用越来越突出。第七届亚太原发性肝癌专家会议（APPLE 016）提出，对于不适合手术切除或局部消融治疗的原发性或复发性 HCC 患者，立体定向放射治疗是一种有价值的替代治疗方法。

二、分期

国际上常用的肝癌分期系统包括 TNM 分期和巴塞罗那分期（BCLC）。依据我国肝癌特点，我国专家建立了中国肝癌分期（China liver cancer staging，CNLC），具体如下：

CNLC Ⅰa 期：体力状态（performance status，PS）评分 0～2 分，肝功能 Child-Pugh A/B 级，单个肿瘤最大径≤5 cm，无血管侵犯和肝外转移。

CNLC Ⅰb 期：PS 评分 0～2 分，肝功能 Child-Pugh A/B 级，单个肿瘤最大径＞5 cm，或 2～3 个肿瘤最大径均≤3 cm，无血管侵犯和肝外转移。

CNLC Ⅱa 期：PS 评分 0～2 分，肝功能 Child-Pugh A/B 级，2～3 个肿瘤、单个肿瘤最大径＞3 cm，无血管侵犯和肝外转移。

CNLC Ⅱb 期：PS 评分 0～2 分，肝功能 Child-Pugh A/B 级，肿瘤数目≥4 个、不论肿瘤大小，无血管侵犯和肝外转移。

CNLC Ⅲa 期：PS 评分 0～2 分，肝功能 Child-Pugh A/B 级，不论肿瘤情况，有血管侵犯，无肝外转移。

CNLC Ⅲb 期：PS 评分 0～2 分，肝功能 Child-Pugh A/B 级，不论肿瘤情况，不论血管侵犯，有肝外转移。

CNLC Ⅳ 期：PS 评分 3～4 分，肝功能 Child-Pugh C 级，不论肿瘤情况及侵犯转移情况。

三、治疗原则

中国肝癌临床分期与治疗路线，如图 6-1 所示。

四、放射治疗

（一）放射治疗原则

在二维放疗年代，全肝照射诱发的放射性肝病（radiation-induced liver disease，RILD）大大限制了放疗在肝癌治疗中的应用。近年来随着放疗新技术，如 3D-CRT、IMRT、SBRT 及图像引导放疗（IGRT）等不断应用，临床上实现了真正的精准放疗，即高剂量照射区精准覆盖肿瘤区域同时正常组织器官得到充分保护，这极大地推动了肝癌放疗的发展，也迅速地扩大了肝癌放疗的范围。

1. 潜在根治性放疗　CNLC Ⅰa、部分选择性的 Ⅰb 期 HCC 患者，尤其是小肝癌（≤5 cm）患者，若无手术或消融治疗等适应证，或患者由于高龄或严重合并症等无法耐受手术或消融治疗，或患者不愿接受有创性治疗，以及通过其他治疗后残留和复发的 HCC，均可采用放疗。患者具有以下情况时，与

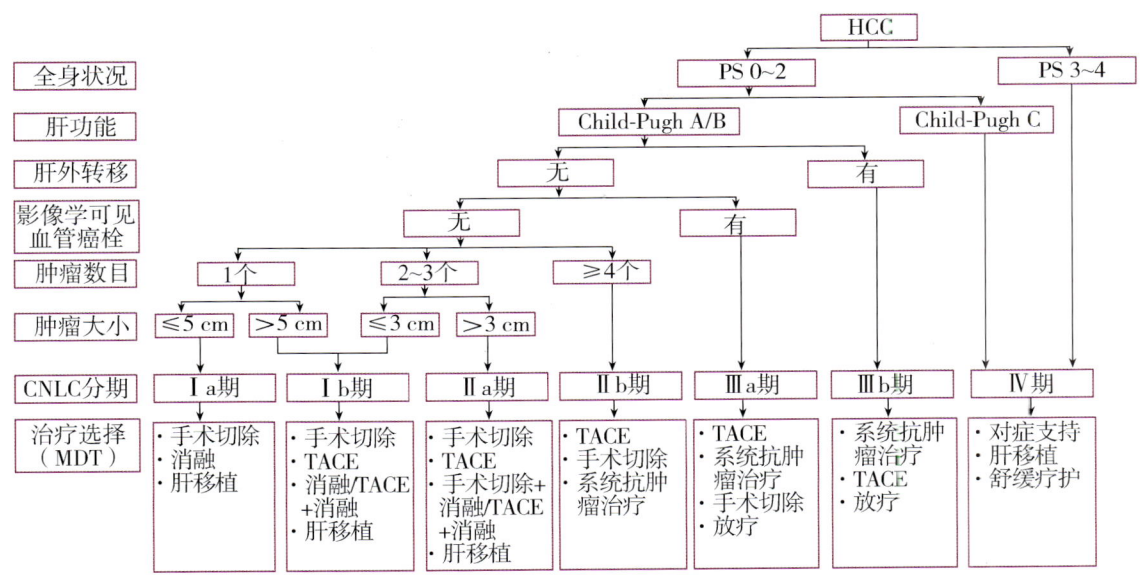

图 6-1　中国肝癌临床分期与治疗路线图

RFA 相比，放疗可能具有一定优势：肿瘤＞3 cm，位于膈下、肿瘤邻近大血管、中央胆道系统、心脏等部位，或肿瘤在超声下不可视，这类情况下精准放疗是局部消融治疗的有效替代手段。

2. 肝动脉插管化疗栓塞术（TACE）和放疗的综合治疗　CNLC 部分 Ⅰ b、Ⅱ a、Ⅱ b、Ⅲ a 期无手术适应证 HCC 患者，采用包括放疗在内的综合治疗属于优选治疗，尤其是 TACE 联合放疗不论在局部控制率还是生存率方面更具优势。

3. 手术和放疗的综合治疗　等待肝移植患者，放疗可以作为桥接治疗控制肿瘤，维持患者的肝移植候选状态；部分晚期 HCC 患者通过放疗可以缩小肿瘤，转化为可手术；接受窄切缘（＜1 cm）手术 HCC 患者术后放疗可以降低复发率，提高疗效（2B 类证据）。

4. 姑息性放疗　有肝外转移的 CNLC Ⅲ b 期 HCC 患者，出现淋巴结转移，肺、骨、肾上腺和脑等的转移时，放疗可以缓解症状，预防或减少并发症的发生。

（二）立体定向放射治疗

1. 立体定向放射治疗适应证

（1）单发病灶＜5 cm，多发病灶肿瘤数目≤3 个，且最大病灶≤3 cm。

（2）肿块靠近大血管、胆管、膈肌，不适合手术或射频消融的小肝癌。

（3）门静脉癌栓或下腔静脉癌栓。

（4）远处转移的寡转移灶。

2. 立体定向放射治疗禁忌证

（1）肝癌伴严重肝硬化、肝功能 ChilD-Pugh C 级。

（2）弥漫性肝癌。

（3）肝癌伴大量腹水。

（4）肿瘤晚期恶病质者。

3. SBRT 靶区勾画及处方剂量

（1）呼吸的控制：建议使用呼吸控制技术如立体定向压腹板，以限制肿瘤在放疗中的运动，从而减少对正常肝脏的放射剂量；如果没有立体定向压腹板，患者采取仰卧位，胸腹网罩固定。训练患者浅呼吸。

（2）GTV 的勾画：为了提高肝癌大体肿瘤范围（GTV）勾画的准确性，建议 CT 采用动脉相，因为肝癌绝大多数属于动脉供血；但是当确定静脉癌栓时，必须采用静脉相，动脉相可作为参考，因为有些癌栓也有动脉血供。在磁共振成像（MRI）上勾画时，建议肝内病灶用 T2 相；同时建议使用 CT 和

MRI 图像的融合技术，以提高 GTV 勾画的精确性。结合介入栓塞化疗（TACE）后的碘油沉积图像可以确定肿瘤靶区。在实际工作中，确定肝癌的 GTV 时要留有充分的余地，因为许多患者的肿瘤在 CT 和 MRI 图像上的边界并不十分清楚。

肝癌的 SBRT 最好采用带 IGRT 的直线加速器（容积调强、螺旋断层治疗和射波刀等）进行。优先采用肝脏的外轮廓配准。采用四维 CT 定位，大体肿瘤体积（GTV）定义为原发肿瘤以及磁共振成像显示的门静脉癌栓，建议采用定位 CT 与磁共振融合的图像配准方法，以更加精准地勾画靶区。GTV 外扩 5～7 mm 为 PTV。

4. 处方剂量及危及器官限量

（1）保留的正常肝脏体积（全部肝脏体积减去肿瘤体积，通常至少为 700 mL。）建议 5～15 Gy/次，3～10 次分割，总剂量 20～50 Gy。

（2）危及器官限量：根据美国医学物理学家协会的剂量限制指南建议如下。

1）≥700 m L 的正常肝脏体积接受的平均照射剂量≤15 Gy。

2）胃的最大剂量点＜31 Gy，$V27 < 5$ mL。

3）脊髓的最大剂量点＜18 Gy。

4）≥67％的肾脏接受的照射剂量＜15 Gy，$V18 < 33\%$。

5）心脏最大剂量点＜32 Gy。

6）小肠的最大剂量点＜29 Gy，$V25 < 5$ mL.

7）大肠的最大剂量点＜29 Gy，$V25 < 5$ mL。

五、免疫治疗

（一）免疫治疗原则

由于肝癌起病隐匿，首次诊断时只有不到 30％的肝癌患者适合接受根治性治疗，系统抗肿瘤治疗（靶向联合免疫）在中晚期肝癌的治疗过程中发挥重要的作用。系统抗肿瘤治疗可以控制疾病的进展，延长患者的生存时间。系统抗肿瘤治疗的适应证主要为：CNLC Ⅲa、Ⅲb 期肝癌患者；不适合手术切除或 TACE 治疗的 CNLC Ⅱb 期肝癌患者；TACE 治疗抵抗或 TACE 治疗失败的肝癌患者。

免疫检查点抑制剂治疗广泛应用于各种实体瘤的治疗，单一的免疫检查点抑制剂有效率较低。目前多项临床研究证实，抗血管生成治疗可以改善肿瘤的微环境，增强 PD-1/PD-L1 抑制剂对肿瘤的敏感性，抗血管生成联合免疫治疗在肝癌中取得协同抗肿瘤效果。

免疫检查点抑制剂联合大分子抗血管生成药物（贝伐珠单抗或生物类似物）一线治疗晚期肝癌，已经有多项临床研究取得成功。IMbrave150 全球多中心Ⅲ期研究结果显示阿替利珠单抗联合贝伐珠单抗组的中位生存时间和无进展生存期较索拉非尼组均有明显延长，死亡风险降低 34％，疾病进展风险降低 35％。ORIENT-32 是信迪利单抗和贝伐珠单抗两个药物联合对比索拉非尼一线治疗晚期肝癌的研究，联合组患者的死亡风险较索拉非尼单药组降低 43％，因目前试验组大多数患者存活，中位总生存（OS）尚未达到，而索拉非尼的中位 OS 是 10.4 个月，联合组显示出 OS 的显著延长（$P < 0.0001$）；两组的中位无进展生存期（PFS）分别为 4.6 个月和 2.8 个月，联合组使疾病进展风险降低了 43.5％。

（二）肝癌的 SBRT 和免疫治疗相结合

研究发现，肝癌的 SBRT 和免疫治疗相结合具有协同作用（图 6-2）。

实体瘤可以通过下调抗原呈递和 CD8$^+$ 细胞毒性 T 细胞活性来逃避抗肿瘤免疫。放射治疗（RT）引起免疫原性细胞死亡和细胞应激，增加了肿瘤相关抗原暴露和促进损伤相关分子模式（damage associated molecular pattern，DAMP），反过来亦能激活树突状细胞。一种专业的抗原呈递细胞，可激活肿瘤特异性 CD8$^+$ T 细胞，进一步增强抗肿瘤反应，促进免疫细胞渗透到肿瘤组织微环境中。研究发现放疗可以促进抗肿瘤免疫亚群如 CD4$^+$ T 细胞、CD8$^+$ T 细胞、NK 细胞 和 NK-T 细胞向肿瘤组织微环境的募集和激活增加的现象，因此目前的观点认为 RT 可以将免疫原性低、免疫细胞浸润少的"冷"肿

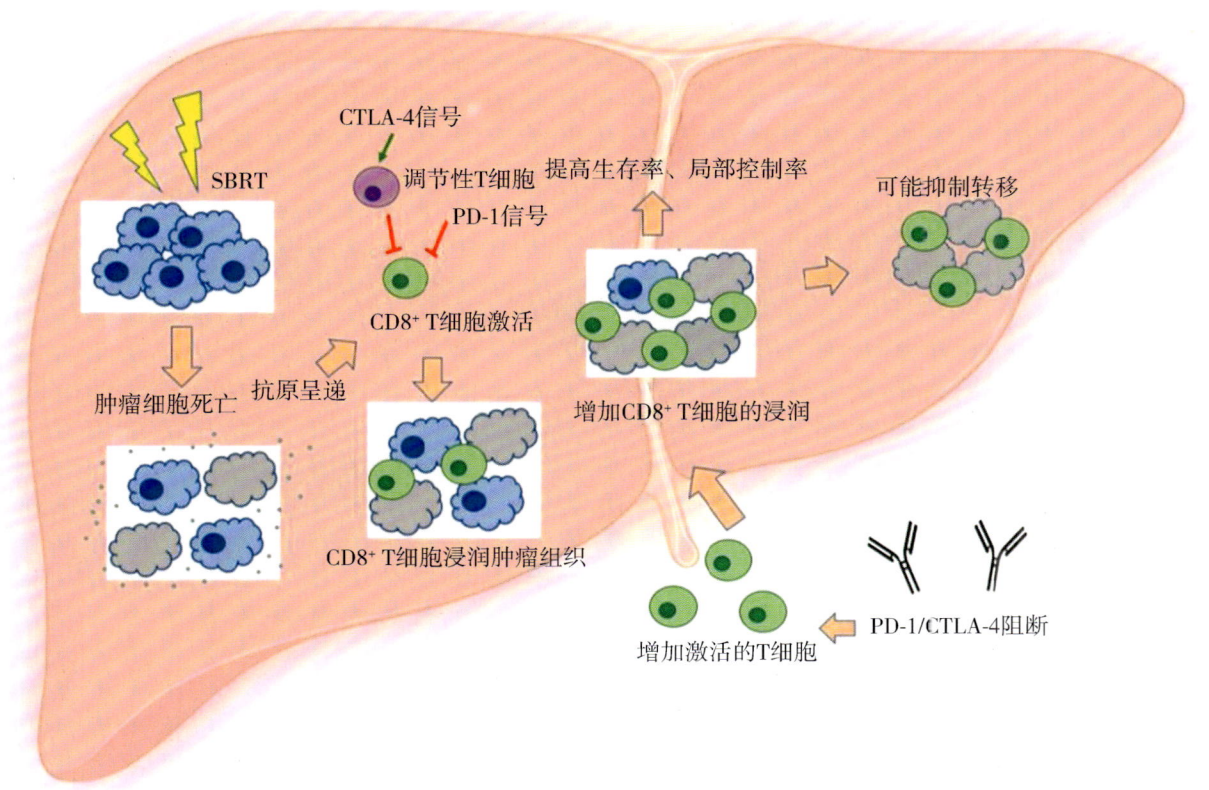

图 6 - 2　免疫治疗与 SBRT 对 HCC 的协同作用

SBRT 立体定向放射治疗；PD-1 程序性死亡受体 1；CTLA-4 细胞毒性 T 淋巴细胞相关抗原 4。

瘤转化为免疫反应性"热"肿瘤，"热"肿瘤被证明免疫细胞浸润良好，对免疫治疗有更佳的反应性，带来更好的抗肿瘤治疗效果。研究发现 RT 尽管最初有免疫激活现象，但 RT 也可以间接导致随后的免疫抑制效应，通过招募调节性 T 细胞（regulatory T cells，简称 Tregs）到肿瘤组织微环境中，Tregs 可以通过表达多种免疫抑制分子、分泌抑制性细胞因子或影响细胞代谢等方式发挥免疫抑制功能，对机体的免疫反应起到负性调节作用，从而抑制机体免疫反应。浸润肿瘤组织或聚集在实体肿瘤微环境中的巨噬细胞被定义为肿瘤相关巨噬细胞（tumor-associated macrophages，TAMs）。受肿瘤微环境细胞因子的影响，巨噬细胞分化为不同类型的 TAMs，主要分为 M1 型和 M2 型，巨噬细胞向 M1 型和 M2 型分化的过程被称为极化。M1 巨噬细胞通常被认为是肿瘤杀伤巨噬细胞，主要是抗肿瘤和免疫促进。而 M2 巨噬细胞则表现为免疫抑制，促进肿瘤进展。随着肿瘤的进展，M1 型逐渐向 M2 型极化，M2 型 TAMs 数量的增多也提示着预后不良。其他研究也观察到，放疗可导致肿瘤细胞上调 PD-L1 表达，这也可以减弱 RT 的抗肿瘤反应。免疫抑制反应减弱了抗肿瘤免疫反应，肿瘤细胞破坏免疫监视，并最终导致放疗抵抗。因此，RT 与免疫治疗的联合使用对规避这种放疗抵抗和提高免疫治疗敏感性的临床获益是非常必要的，具有协同作用。

Chiang 等的研究发现在 HCC 患者中，SBRT-IO（SBRT 联合免疫治疗，16 例）组与单纯 TACE 组（48 例）对比，两组肿瘤的中位大小是 10 cm（范围：2.9～19.6 cm），20.3% 的患者有门静脉受侵。12 个月和 24 个月的 PFS 在 SBRT-IO 组和 TACE 组分别是（93.3% vs 16.7%，77.8% vs 2.1%，$P <$ 0.001）；12 个月和 24 个月的 OS 在 SBRT-IO 组和 TACE 组分别是（93.8% vs 31.3%，80.4% vs 8.3%，$P < 0.001$）；ORR 在 SBRT-IO 组和 TACE 组分别是 87.5%（CR 50%，PR 37.5%）和 16.7%（CR 2.4%，PR 14.3%，$P < 0.001$）；≥3 级的 TRAE 在 SBRT-IO 组与 TACE 组分别是 18.8% vs 60.4%（$P = 0.004$）。此结果显示在局部晚期 HCC 中 SBRT-IO 组比 TACE 组有更好的 OS 和更少的毒性反应。Xiang 等的研究也验证了这个结果，对于多次 TACE 治疗后失败的中期 HCC，选

用 SBRT-IO 组（31 例）的 PFS 是 19.6 个月，较选用 TACE-IO 组（45 例）的 PFS 10.1 个月显著延长；1 年的 OS 在 SBRT-IO 组与 TACE-IO 组分别为 71.5% vs 54.2%；ORR 和 DCR 率在 SBRT-IO 组与 TACE-IO 组分别为 71.0%（CR 35.5%，PR 35.5%）vs 15.6%（PR 15.6%），80.6% vs 31.1%；在 SBRT-IO 组常见的 3/4 TRAEs 是白细胞下降（6.5%），升高的 AST（3.2%）和 ALT（3.2%），手足皮肤反应（3.2%）。从以上两个研究可以看出，在 HCC 患者中 SBRT 联合免疫可以增强抗肿瘤治疗效果，提高局部控制率和延长生存期。

一些研究开始探索 SBRT 联合免疫甚至加上靶向治疗在晚期和不可手术切除的 HCC 中的作用。Chen 等的研究入组中晚期不可手术的 HCC，先行肝脏肿块的 SBRT（8 Gy×3 f），完成放疗后间隔 1 天开始使用特瑞普利和安罗替尼，每 3 周为 1 个疗程，直到出现临床或者影像学进展或者出现严重的毒性反应，总共入组 20 例，直到 2022 年 9 月中位随访时间是 7.2 个月（范围 1.1～27.7 个月），中位 PFS 是 7.4 个月（范围 1.1～27.7 个月），ORR 是 15.0%，DCR 是 50.0%；18 个月和 24 个月的 OS 分别是 61.1%、50.9%；而 PFS 分别是 39.3% 和 19.7%。Juloori 等在晚期或者不可手术切除的 HCC 中开展多中心、前瞻性的 I 期临床研究，先接受肝脏的 SBRT（40 Gy/5 次），接着使用纳武利尤单抗或者纳武利尤单抗联合伊匹木单抗。主要的研究终点是 SBRT 后 6 个月内的剂量限制毒性，次要的研究终点是 ORR、PFS、OS 等，结果显示：3 个中心招募了 14 名患者。对 13 名患者进行了研究终点评估。中位随访时间为 42.7 个月。13 例患者中有 2 例（15.4%）在 6 个月内出现剂量限制性毒性：纳武利尤单抗组 6 例患者中有 1 例［16.7%；90% 置信区间（CI），0.9%～58.2%］，纳武利尤单抗加伊匹木单抗组 7 例患者中有 1 例（14.3%；90%CI，0.7%～52.1%）。在整个纳武利尤单抗加伊匹木单抗和纳武利尤单抗队列中，8 名（61.6%）、5 名（71.4%）和 3 名（50.0%）患者发生 3 级不良事件。在各自的队列中，4 例（30.8%）、3 例（42.9%）和 1 例（16.7%）患者发生 3 级肝毒性。与单独使用纳武利尤单抗相比，纳武利尤单抗加伊匹木单抗组的临床结局更胜一筹，包括总缓解率为 57%（7 例患者中有 4 例；90%CI，23%～87%）与 0%（6 例患者中的 0 例；90%CI，0%～39%），中位无进展生存期为 11.6 个月（90%CI，4.5 个月未达到）与 2.7 个月（90%CI，1.3～4.7 个月），中位 OS 为 41.6 个月（90% 可信区间，4.5 个月至未达到）与 4.7 个月（90%CI，2.0～16.2 个月）。联合免疫治疗的 3 年 OS 为 57%（90%CI，23%～81%），2 例患者在 42.7 月后存活，无进展，PET 阴性。因此 SBRT 联合纳武利尤单抗加伊匹木单抗与单独纳武利尤单抗治疗效果的相比，临床结局更好，值得进一步深入研究。

六、病例分析

病例（一）

张某，68 岁。患者诉 2018 年 7 月因发现"肝占位性病变"至深圳某医院行左外叶切除＋S8 楔形切除＋胆囊切除＋术中胆管造影术，术后病理示肝 S8 段肝细胞癌，中分化。2020 年 3 月 25 日外院复查 CT 提示术区新见强化结节，考虑复发可能性大；肝内散在性多新发子灶，腹主动脉旁多发淋巴结节稍增大。于 2020 年 3 月 27 日在深圳某医院行 TACE 术，术后见三个碘油沉积结节。2020 年 4 月 2 日在深圳某医院行两个病灶射频消融术，肝尾叶病灶因靠近血管未行消融，术后恢复可。2020 年 5 月 7 日来我院就诊，2020 年 5 月 9 日查 CT 平扫：①肝癌术后改变，肝内混杂密度结节，考虑复发介入治疗后改变；②双上肺增殖灶可能性大，不除外转移瘤夹杂其内。2020 年 5 月 9 日上腹 MR：①原发性肝癌术后、复发 TACE 术后、射频消融术后，肝内多发结节、肿块，近 S4 段及 S1 段病灶仍可见强化区，肿瘤活性灶可能，建议追踪观察；②双肾囊肿。

患者既往有糖尿病 10 余年。2015 年及 2017 年因糖尿病视网膜病变行手术治疗，具体不详。目前使用胰岛素降血糖治疗，早上 10 U、中午 8 U、晚上 10 U。患有"乙型病毒性肝炎"10 余年，2018 年 7 月开始口服恩替卡韦抗乙肝病毒治疗。发现高血压 2 年，血压最高达 170/90 mmHg，口服氨氯地平 5 mg qd、琥珀酸美托洛尔 47.5 mg qd 降血压治疗。有饮酒史 20 余年，饮米酒约 500 mL/d，现已戒酒

7 年余。有吸烟史 20 余年，40~80 支/d，现已戒烟 7 年余。

2020 年 5 月入住我科，入院查血常规提示白细胞 4.65×10^9/L，HB 109 g/L，血小板 100×10^9/L。尿常规提示：隐血试验（＋），葡萄糖阳性（＋），尿蛋白（＋＋＋）。肾功能提示：尿素 13.84 mmol/L，肌酐 177.1 μmol/L，尿酸正常。甲胎蛋白 2 247.00 ng/mL。HBV-DNA 定量 3.17×10^2 IU/mL。空腹血糖 6.18 mmol/L，糖化血红蛋白 7.6%。MDT 会诊意见：患者肝功能 Child-Pugh 评分 5 分，影像学提示肝尾叶病灶靠近下腔静脉，考虑消融风险较大，S4 段及 S1 段病灶可行放疗。患者及家属同意行放射治疗，2020 年 6 月 2 日至 2020 年 6 月 6 日行 SBRT，照射部位：肝脏 S4 段和 S1 段病灶，照射剂量：PTV1 30 Gy/5 次，PTV2 30 Gy/5 次。放疗期间患者出现Ⅱ度血小板下降，予以护肝、护胃、营养支持等对症治疗，治疗过程尚顺利。2020 年 7 月 8 日返院复诊，复查甲胎蛋白较前明显下降，AFP 273.3 ng/mL。肾功能提示：尿素 12.1 mmol/L，肌酐 174.2 μmol/L，尿酸正常。查全胸 CT 平扫：①肝癌术后改变，肝内混杂密度结节大致同前，考虑治疗后改变；②双上肺少许斑索状、小结节样影大致同前，建议追踪观察。上腹 MRI：①原发性肝癌综合治疗后改变，肝内多发消融灶大致同前，部分消融灶周围肝实质异常灌注同前；②肝 S1 段活性结节同前；③肝门区稍大淋巴结同前；④双肾囊肿。患者定期随访观察。2020 年 9 月 11 日复查上腹 MRI 报告：①肝内多发消融灶大致同前，部分消融灶周围肝实质异常灌注同前；②肝 S1 段活性结节较前缩小；③肝门区稍大淋巴结同前；④双肾囊肿。AFP 较前进一步下降 37.05 ng/mL。肾功能提示：尿素 12.8 mmol/L，肌酐 222.1 μmol/L，尿酸 493.7 μmol/L。患者继续抗乙肝病毒治疗，因疫情影响患者在当地医院护肾治疗和间断复查。2021 年 11 月 15 日返院复查。复查上腹 MRI 报告：①肝内多发消融灶大致同前，部分消融灶周围肝实质异常灌注同前；②肝 S1 段结节未见明确显示；③肝门区稍大淋巴结同前；④双肾囊肿。2022 年 11 月 14 日返我院复查，肾功能常规项目：尿素 34.47 mmol/L，肌酐 878.0 μmol/L，尿酸 474.0 μmol/L，2022 年 11 月 14 日甲胎蛋白 2 406.00 ng/mL。患者肌酐显著升高于综合医院行血液透析治疗，1 周 2 次。2022 年 11 月 22 日我院上腹 MR 平扫＋增强＋功能成像（DWI）：①原发性肝癌综合治疗后改变，肝内多发消融灶大致同前，部分消融灶周围肝实质异常灌注同前；肝 S5/S6 段新生结节约 26 mm×17 mm，考虑转移瘤可能性大。②肝 S1 段结节未见明确显示同前。③脾大，少量腹水。患者心功能Ⅲ～Ⅳ级，患者及家属放弃抗肿瘤治疗。

2020 年 5 月 9 日检查 T2 相 S4 段消融治疗后边缘可见强化灶，考虑肿瘤残存，S4 段边缘强化灶予以 SBRT。放疗完成后 3 个月复查上腹部 MRI 提示 S4 段边缘强化灶基本消失。放疗完成 1 年 3 个月后复查 S4 段病灶呈放疗后改变。（图 6 - 3）

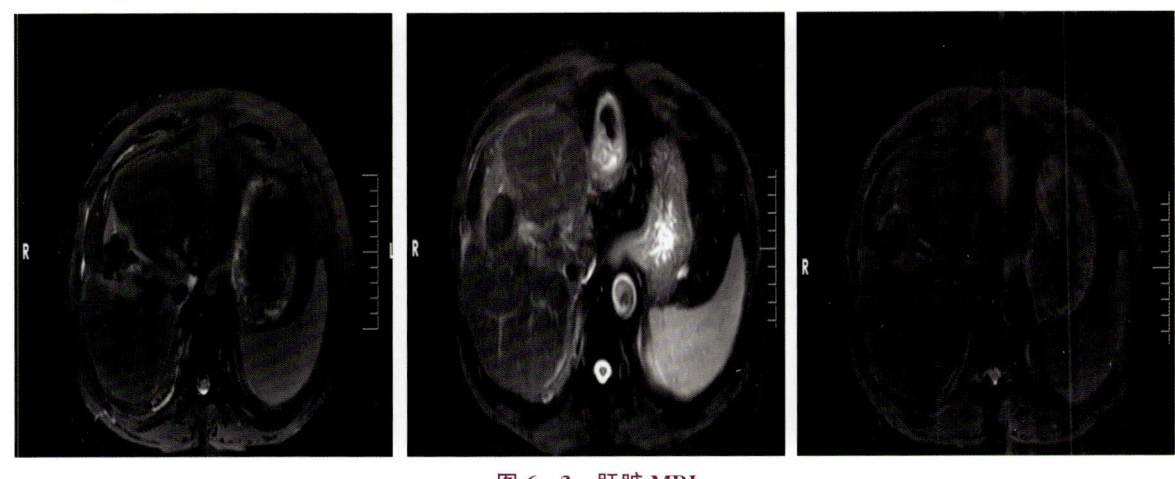

图 6 - 3 肝脏 MRI

2020 年 5 月 9 日 T2 相 S1 段转移灶，予以 SBRT。放疗完成后 3 个月复查上腹部 MRI 提示 S1 段转移灶较前缩小。放疗完成 1 年 3 个月后复查 S1 段病灶完全消失。（图 6 - 4）

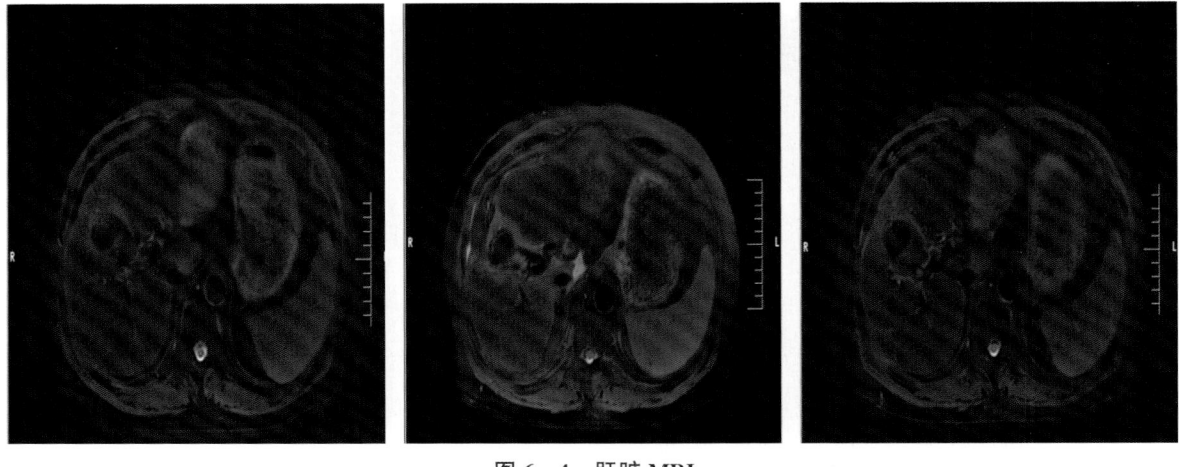

图 6-4　肝脏 MRI

病例（二）

患者，男，76 岁。患者自诉于 2023 年 4 月 11 日至长沙市某大型三甲医院体检，行 CT 检查提示：①肝 S3 异常强化灶；考虑肿瘤性病变可能，建议结合 MRI 检查；②肝脏多发囊肿；③下腹部及盆腔未见明显异常；④右肺上叶前段、右肺上叶后段及下叶后基底段结节，疑肿瘤性病变，建议复查。上腹部 MRI 提示：①肝 S3 富血供病变，考虑肿瘤性病变，如肝 CA 可能；②肝 S5、S6 交界处不规则异常信号，考虑血管瘤可能，建议复查；③肝 S3、S4 多发囊肿。乙型肝炎病毒（HBV）DNA（定量）7.06E＋4 IU/mL；乙型肝炎病毒血清学：乙型肝炎病毒表面抗原阳性，乙型肝炎病毒 e 抗体阳性，乙型肝炎病毒核心抗体阳性。

患者于 2023 年 4 月 18 日就诊我院，查异常凝血酶原测定 84.76 mAU/mL，AFP、肝功能和凝血功能基本正常。于 2023 年 4 月 19 日完善腹部 PET-MR 提示肝左外叶下段（S3）见一大小约 1.7 cm×2.9 cm 稍长 T1 稍长 T2 信号灶，DWI 呈高信号，ADC 呈低信号，增强扫描动脉期明显强化，静脉期和延迟期强化程度较前减低，PET 于相应部位见异常放射性浓聚影，SUV_{max} 4.9（图 6-5A）。结论：肝左外叶下段异常信号灶，PET 于相应部位见异常放射性浓聚影，考虑肝癌。肝右前叶下段异常信号灶，PET 于相应部位未见异常放射性浓聚影，考虑良性病变可能性大。肝胃间隙淋巴结增生可能性大，建议复查。肝硬化；肝内多发囊肿；双肾囊肿。右上肺感染性病变；双肺泡性肺气肿及肺大泡；左下肺钙化灶；右下肺良性病变。纵隔及右肺门淋巴结增生。右上颌窦炎；左上颌磨牙区根尖炎；脑萎缩；全身其他部位未见明显异常。心脏彩超提示：①主动脉硬化；②左心顺应性减退，收缩功能正常范围。

患者既往有慢性阻塞性肺疾病 1 年余，30 年前有肺结核病史，已治愈，有乙型肝炎病史 30 余年，未用药。有高血压病史 4 年，最高血压达 170/80 mmHg，未规律用药。有饮酒史 50 余年，平均每天 50 g 白酒，已戒酒 1 个月。有吸烟史 50 余年，平均每天 7～8 根，未戒烟。

相关检查完善后参加肝癌 MDT 讨论。会诊意见：患者肝脏肿瘤大小约 1.7 cm×2.9 cm，有乙型肝炎病史，AFP 正常，结合患者病史及影像学，目前临床诊断为原发性肝癌Ⅰa 期，患者 Child-pugh 评分 5 分，有手术指征，但患者老年男性，长期吸烟史，肺部有慢性阻塞性肺疾病、肺部感染、双肺气肿及肺大泡等基础疾病，对手术耐受性差，手术风险较大，可行放射治疗或者局部消融治疗，肺部结节暂予以密切观察，必要时可行穿刺活检。患者及其家属选择放射治疗，予以恩替卡韦口服抗乙肝病毒治疗。完善放疗前准备工作，予以胸腹网膜固定，先行 4D-CT 定位，再在直线加速器 4D-CBCT 下观察实际肝脏动度，进行 4D-CT 定位图像和 4D-CBCT 图像的融合，同时配合肝脏 MRI 的融合图像勾画靶区，在 4D-CT 定位图像勾画 GTV，如果有肿瘤的标记（碘油沉积或者金标），直接勾画 ITV；如果没有，根据肝脏动度修正 ITV，外扩 PTV。考虑患者肿块的下缘离胆囊较近，处方剂量 50 Gy/10 次，放疗过程中每次均予以 4D-CBCT 验证，治疗过程顺利，出院复查异常凝血酶原测定 45.19 mAU/mL，患者于 2023 年 6 月 13 日出院。

患者于 2023 年 7 月 14 日放射治疗 1 个月后返院复查，甲胎蛋白（AFP）、肝功能和凝血功能正常。查异常凝血酶原测定 25.03 mAU/mL（正常范围＜40）。复查肝脏 MRI 提示肝 S3 段结节较前缩小大小约 1.5 cm×1.2 cm（图 6-5B）。继续口服恩替卡韦抗乙型肝炎病毒治疗。2023 年 10 月 16 日放射治疗 3 个月后返院复查，查异常凝血酶原测定、AFP、肝功能和凝血功能均正常。乙型肝炎病毒（HBV）DNA（定量）3.62E＋1 IU/mL；复查肝脏 MRI 提示肝 S3 段结节已消失（图 6-5C）。维持恩替卡韦口服抗乙型肝炎病毒治疗。

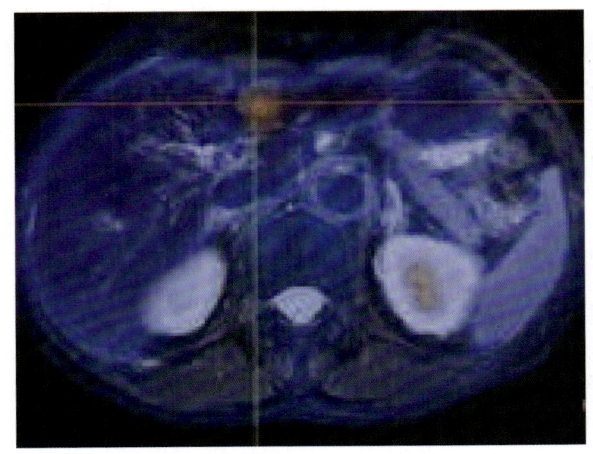

A. 治疗前 PET-MRI 图像（2023 年 4 月 19 日）S3 段可见明显代谢浓聚影

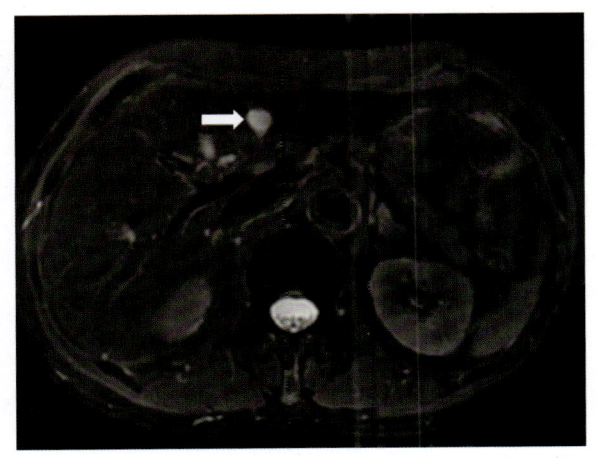

B. 治疗后 1 个月肝脏 MRI 图像（2023 年 7 月 14 日）白色箭头所指之处为残留的肿瘤

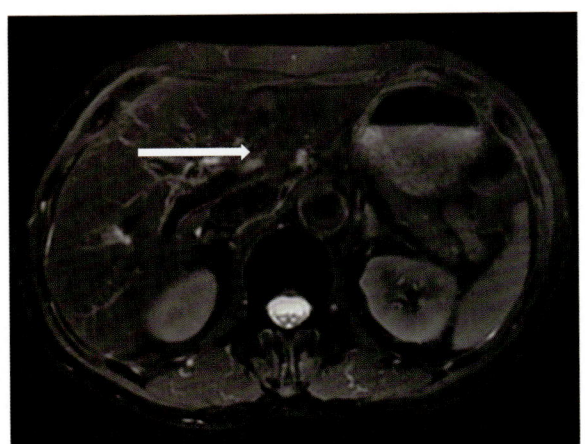

C. 治疗后 3 个月肝脏 MRI 图像（2023 年 10 月 16 日）肝脏已无肿瘤残留

图 6-5　治疗前后肝脏影像对比

〔周菊梅　席　珍〕

第七章　　胰腺癌的立体定向放射治疗

一、概述

胰腺癌的发病率在世界范围内呈持续上升态势。2021 年统计数据显示，在美国所有恶性肿瘤中，胰腺癌新发病例男性居第 10 位，女性居第 9 位，占恶性肿瘤相关死亡率的第 4 位。中国国家癌症中心 2017 年统计数据显示，胰腺癌居我国男性恶性肿瘤发病率的第 7 位，女性第 11 位，占恶性肿瘤相关死亡率的第 6 位。根据可否手术切除，胰腺癌分为可手术切除胰腺癌、交界可切除胰腺癌、局部进展期不可切除胰腺癌及远处转移胰腺癌（表 7 - 1）。放射治疗是胰腺癌综合治疗体系中的重要组成部分，贯穿各个分期。现有临床研究显示，对于局部进展期胰腺癌，常规分割放疗能提高局部控制率，在延长总生存方面存在争议。立体定向体部放射治疗（SBRT）是 SBRT 是一种相对较新的放射治疗技术，可以较少分割次数向肿瘤提供更高剂量的照射。有 Meta 分析显示，相较于常规分割放疗，SBRT 能提高总生存期（2 年总生存率分别为 26.9%、13.7%，$P = 0.004$），其他一系列回顾性研究及小样本前瞻性也提示 SBRT 有提高总生存期的趋势。

表 7 - 1　　　　　　　　　　　　　　　　　　胰腺癌的可切除性评估

可切除状态	动脉	静脉
可切除胰腺癌	肿瘤未触及腹腔干、肠系膜上动脉和肝总动脉	肿瘤未触及肠系膜上静脉和门静脉，或侵犯但未超过 180°，且静脉轮廓规则
交界可切除胰腺癌	胰头和胰颈部肿瘤：肿瘤触及肝总动脉，但未累及腹腔干或左右肝动脉起始部，可以被完全切除并重建；肿瘤触及肠系膜上动脉，但未超过 180；若存在变异的动脉解剖（如副肝右动脉、替代肝右动脉、替代肝总动脉，以及替代或副动脉的起源动脉），应明确是否有肿瘤侵犯及侵犯程度，可能影响手术决策 胰体尾部肿瘤：肿瘤触及腹腔干，但未超过 180°；肿瘤触及腹腔干超过 180°，但未触及腹主动脉，且胃十二指肠动脉完整不受侵犯	胰头和胰颈部肿瘤：肿瘤触及肠系膜上静脉或门静脉超过 180°，或触及虽未超过 180°，但静脉轮廓不规则；或存在静脉血栓，切除后可进行安全的静脉重建；肿瘤触及下腔静脉 胰体尾部肿瘤：肿瘤触及脾静脉门静脉汇入处，或触及门静脉左侧未超过 180°，但静脉轮廓不规则；且有合适的近端或远端血管可用来进行安全和完整的切除和静脉重建；肿瘤触及下腔静脉
不可切除胰腺癌局部进展期	胰头和胰颈部肿瘤：肿瘤触及肠系膜上动脉超过 180°；肿瘤侵犯腹腔干超过 180°；肿瘤触及肠系膜上动脉第一空肠支 胰体尾部肿瘤：肿瘤侵犯肠系膜上动脉或腹腔干超过 180；肿瘤侵犯腹腔干和腹主动脉	胰头和胰颈部肿瘤：肿瘤触及或因栓塞（瘤栓或血栓）导致肠系膜上静脉或门静脉不可切除重建；肿瘤侵犯大部分肠系膜上静脉的近侧满空肠引流支 胰体尾部肿瘤：肿瘤侵犯或因栓塞（可能是瘤栓或血栓）导致肠系膜上静脉或门静脉不可切除重建
合并远处转移	远处转移（包括非区域淋巴结转移）	远处转移（包括非区域淋巴结转移）

注：胰腺癌的可切除性评估，一方面取决于肿瘤与血管之间的解剖学关系，另一方面则取决于术者的技术水平；因此，不同的临床诊治中心在评估可切除性方面可能会存在差异；鼓励临床医生在影像学资料评估的基础上结合肿瘤的生物学特性进行胰腺癌的可切除性评估

局部晚期胰腺癌、潜在可切除胰腺癌，但目前均没有高级别证据支持，医为靠近空腔器官、大分割放疗风险较高，SBRT 前一定要仔细评估治疗风险、与患者充分沟通，计划设计时胃肠道正常组织保护优先。

二、临床分期（表 7-2）

表 7-2　　　　　　　　　　　　AJCC 胰腺癌分期系统（第 8 版）

TNM 分期	内容	TNM 分期	T 分期	N 分期	M 分期
原发肿瘤（T） Tx：原发肿瘤无法评估		0	Tis	N_0	M_0
T$_0$：无原发肿瘤证据		ⅠA	T_1	N_0	M_0
Tis：原位癌		ⅠB	T_2	N_0	M_0
T_1：肿瘤最大径≤2 cm		ⅡA	T_3	N_0	M_0
T_{1a}：肿瘤最大径≤0.5 cm		ⅡB	T_{1-3}	N_1	M_0
T_{1b}：肿瘤最大径>0.5 cm 且<1.0 cm		Ⅲ	T4	任何 N	M_0
T_{1c}：肿瘤最大径≤1.0 cm 且≤2.0 cm			任何 T	N_2	M_0
T_2：肿瘤最大径≥2 cm 且≤4 cm		Ⅳ	任何 T	N_2	M_0
T_3：肿瘤最大径>4 cm		ⅠA	T_1	N_0	M_0
T_4：肿瘤不论大小，累及腹腔干、肠系膜上动脉和/或肝总动脉					
区域淋巴结（N） M_0：区域淋巴结无法评估					
N_0：无区域淋巴结转移					
N_1：1～3 枚区域淋巴结转移					
N_2：4 枚及以上区域淋巴结转移					
远处转移（M） M_0：无远处转移					
M_1：有远处转移					

三、治疗原则

手术切除是胰腺癌患者获得治愈机会和长期生存的唯一有效方法。然而，超过 80% 的胰腺癌患者因病期较晚而失去手术机会。多学科综合诊治是任何分期胰腺癌治疗的基础，可采用多学科会诊的模式，根据不同患者身体状况、肿瘤部位、侵及范围、临床症状，有计划、合理地应用现有的诊疗手段，以求最大限度地根治、控制肿瘤，减少并发症和改善患者生活质量。胰腺癌的治疗主要包括手术治疗、放射治疗、化学治疗、介入治疗和最佳支持治疗等。本章节主要讲述立体定向放射治疗。

四、放射治疗原则

可手术切除局限性胰腺癌，如因内科疾病不耐受手术或拒绝手术，推荐精准根治性放射治疗结合同期化疗增敏，是提高这部分患者长期生存的新选择。临界可手术切除患者可直接接受高剂量放疗或联合化疗，根据治疗后疗效决定是否行手术切除。同期放化疗是局部晚期胰腺癌的首选治疗手段。对于寡转移（转移灶数目及器官有限）的胰腺癌患者，可通过同时照射原发灶、转移灶，实现缓解梗阻、压迫或减轻疼痛以及提高肿瘤局部控制的目的。胰腺癌的术后放疗的作用尚存争议，对于胰腺癌术后局部残存或切缘不净者，术后同步放化疗可以弥补手术的不足。调强放疗技术以及 SBRT 技术正越来越多地用于胰腺癌的治疗，放疗剂量模式也逐渐向高剂量、少分次（大分割放疗）方向改变，局部控制率、疼痛缓解率以及生存率都获得了改善和提高，但仍需大型Ⅲ期临床试验进一步证实。

五、立体定向放射治疗

（一）适应证

1. 对于拒绝接受手术治疗或因医学原因不能耐受手术治疗的可手术切除局限期胰腺癌，推荐接受高剂量少分次或 SBRT 放疗。

2. 对于临界可切除胰腺癌的放射治疗，可以直接针对肿瘤区行高剂量少分次放疗或 SBRT，放疗后行手术提高 R0 切除率，有利于改善患者生存。

3. 对于局部晚期胰腺癌，推荐接受高剂量少分次调强放射治疗或 SBRT 同时联合新辅助化疗。与常规放疗模式相比，可拥有更好的预后。

4. 对于全身系统治疗疗效好，或进展速度相对慢的转移性胰腺癌患者，可针对原发灶和转移灶均进行高剂量放疗。

（二）禁忌证

1. 诊断时已存在胃肠黏膜受侵犯。

2. 合并肠梗阻、胃肠穿孔。

3. 肿瘤过大、周围空腔器官无法耐受。

4. 患者一般状况差，无法耐受放疗。

（三）放疗定位

1. 建议 CT 模拟定位前至少 2 天内镜下肿瘤部位植入金标。

2. 定位前空腹 4 小时以上；定位前可饮水 300 mL＋泛影葡胺 20 mL 以显影十二指肠、空肠，保护部分肠壁。

3. 定位技术　增强 CT 模拟定位，使用门脉期增强图像（造影剂注入后 55～70 秒）。仰卧位，双手上举抱肘，体模或真空袋固定，扫描范围隆突至髂嵴，瘤区层厚 2.5～3 mm，若存在造影剂过敏，定位前可予以地塞米松或抗组胺药预处理。呼气末屏气扫描，采用呼吸门控或四维 CT 技术扫描，呼气末图像计划设计在呼气末扫描图像上。

（四）靶区定义

1. GTVp　影像所见原发肿瘤，包括邻近肿瘤周围血管的纤维化区域（边界不清或边缘增厚的血管）。

2. TVI（tumor-vessel interface）　GTVp 三维外扩 5 mm 范围内所包括的血管（包括腹腔干、肠系膜上动脉、肝总动脉、胃左动脉、肠系膜上静脉、门静脉、脾静脉、腹主动脉）。

3. CTV　GTVp＋TVI 构成 CTV（不行淋巴引流区照射）。

4. PTV　CTV 外扩 5 mm。

5. PRV-胃、十二指肠、小肠、结肠　胃、十二指肠、小肠、结肠外扩 3 mm。当多副呼气末图像或 4D-CT 图像上这些器官移动幅度大于上述范围，则需调整 PRV 外扩距离。

6. 靶区勾画示例。（图 7-1）

（五）剂量建议及计划评估

1. 胰腺癌 SBRT 尚无统一剂量模式标准，比如 24～36 Gy/3 次，35～50 Gy/5 次等。本建议使用 40 Gy/5 f，8 Gy/f 分割模式。每周照射 4 次，连续照射不超过 2 次（如照射 2 次休息 1 天），两次照射间隔不少于 24 小时。

2. 计划评估　100％及以上处方剂量覆盖 90％可评估 PTV（PTV-胃肠道 PRV）；当上述剂量要求难以达到，可接受 90％及以上处方剂量覆盖 90％可评估 PTV；当上述剂量分割方案仍难以达到，需考虑降低 SBRT 剂量、或转为常规分割放疗。

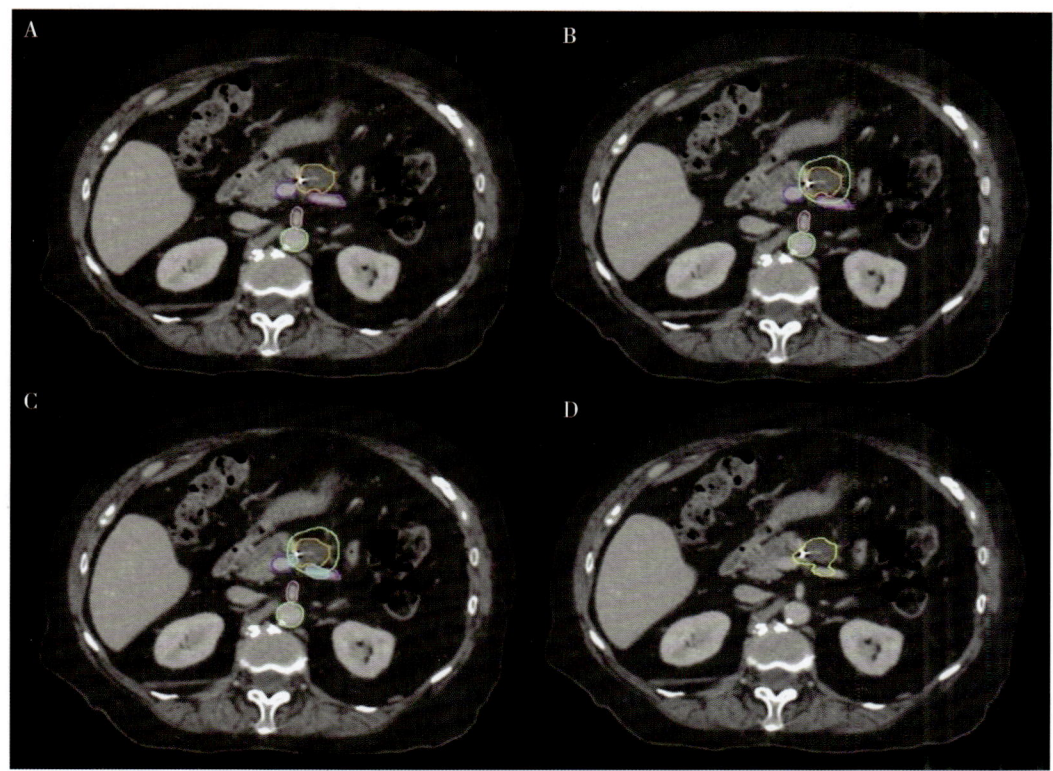

图7-2 靶区勾画示例

A. 勾画GTVp（橙色）及附近血管 B. GTVp外扩5 mm以明确哪些血管在GTVp 5 mm范围内 C. TVI勾画（浅蓝色，GTVp外扩5 mm所包括血管） D. GTVp+TVI=CTV。

3. 危及器官剂量限制（表7-3）

表7-3 胰腺癌SBRT危及器官限量（40 Gy/5 f）

危及器官	标准命名	限制参数	限制标准
十二指肠、胃	Duodenum \ Stomach	D_{max}（0.5 cm³）	＜33 Gy
小肠	SmallBowel	V30	＜5%
大肠	LargeBowel	D_{max}（0.5 cm³）	≤35 Gy
PRV-十二指肠、胃	PRV _ Duodenum \ Stomach	D_{max}（0.5 cm³）	＜38 Gy
小肠、大肠	SmallBowel \ LargeBowel		
双肾	Kidneys _ Comb	V12	＜25%
单肾	Kidney _ L	V10	＜10%
	Kidney _ R		
PRV-脊髓	PRV _ Spinal cord	D_{max}（0.5 cm³）	＜20 Gy
肝	Liver	V12	＜40%

六、立体定向放疗与免疫治疗

免疫检查点抑制剂（ICI）已在黑色素瘤、肾细胞癌、肺癌等多种癌症中显示出强大的疗效，但对大多数胰腺癌患者没有临床活性。在大多数具有高基因组不稳定性的癌症中，高度微卫星不稳定性（MSI-H）者，ICI治疗获益明显，总有效率（ORR）超过30%，并能获得持久无进展生存期（PFS）及总生存期（OS），但MSI-H胰腺癌患者（占胰腺癌患者比例＜1%）接受ICI治疗后，ORR平均为

18％，PFS 和 OS 分别只有 2 个月和 4 个月。无论是作为抗 PD-1/PD-L1/CTLA-4 单药治疗还是作为双 PD-L1/CTLA-4 检查点阻断，ORR 为 0％～3％，mPFS 和 mOS 分别为 1.5 个月和 3.1 个月。PD-L1 在 12％～90％的 PDA 中表达，但它与 ICI 的反应没有明确的相关性。TMB≥10 个突变/兆碱基（m/Mb）与某些肿瘤类型 ICI 的益处相关，胰腺癌中 TMB 范围在 1～3 m/Mb 之间，研究显示，TMB 似乎不是 ICI 获益的可靠预测因子。因此，胰腺癌通常被称为免疫"冷"肿瘤。

免疫检查点抑制促进的抗原特异性 T 细胞反应主要取决于能够诱导 CD8$^+$T 细胞启动和增殖的新抗原的存在。放疗可增加主要组织相容性复合体（MHC）的 I 类表达和效应 T 细胞浸润，诱导 T 细胞启动，此外，还能诱导损伤相关分子模式（DAMP）和病原体相关分子模式的释放，它们与 toll 样受体（TLRs）相互作用并诱导先天免疫。这些机制支持胰腺癌免疫治疗与放疗的联合策略。

那武利尤单抗加伊匹木单抗联合适形放疗显示 ORR 为 14％，而那武利尤单抗±伊匹木单抗或度伐利尤单抗±曲美木单抗联合 SBRT，均在高达 30％的难治性胰腺癌患者中观察到适度的疾病控制率。在一项帕博利珠单抗加曲美替尼联合 SBRT 对比吉西他滨联合 SBRT 治疗局部复发胰腺癌的 II 期随机对照研究中，联合帕博利珠单抗组 mOS 为 14.9 个月，联合吉西他滨组为 12.8 个月（95％ CI 0.51～0.95；P＝0.021）。从目前不多的临床研究来看，ICI 联合 SBRT 治疗胰腺癌是一种比较有前景的治疗方案，但仍需要进一步开展高级别临床研究证实，目前 ICI 联合 SBRT 或放疗治疗胰腺癌的临床研究正在进行中，比如新辅助放疗联合同步 ICI 或辅助 ICI、对转移性疾病患者进行诱导化疗和 SBRT 后的维持 ICI 等，这些研究的结果均值得期待。

七、病例分析

病例

患者，女，62 岁。体检发现胰体部肿块，病理活检为腺癌。2023 年 5 月 9 日开始我科 SBRT 治疗。基线 CT 影像示肿瘤累及脾动脉、腹腔干、肠系膜上静脉，为不可切除胰腺癌（图 7-2）。2023 年 5 月 9 日开始我科 SBRT 治疗，处方剂量：PTV 35 Gy/7 次，1 次/d（图 7-3）。

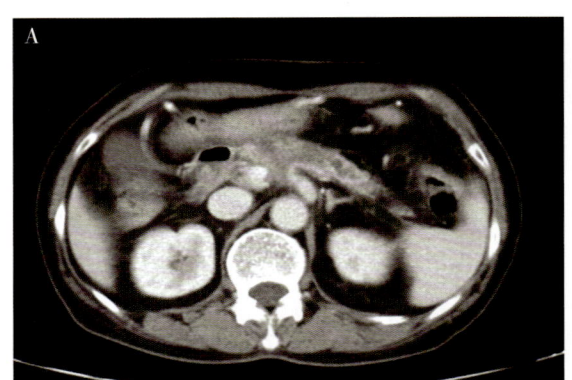
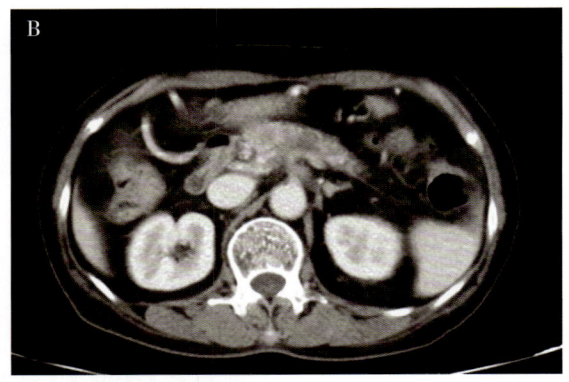
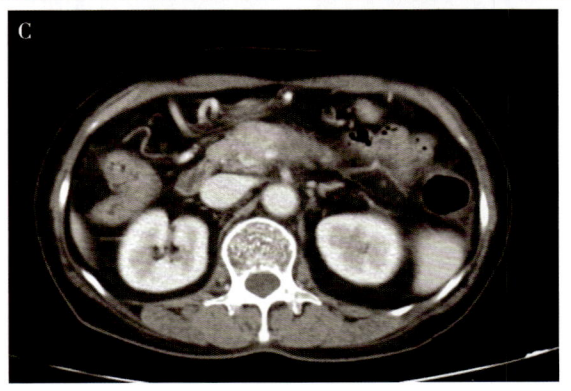

图 7-2 影像学图像

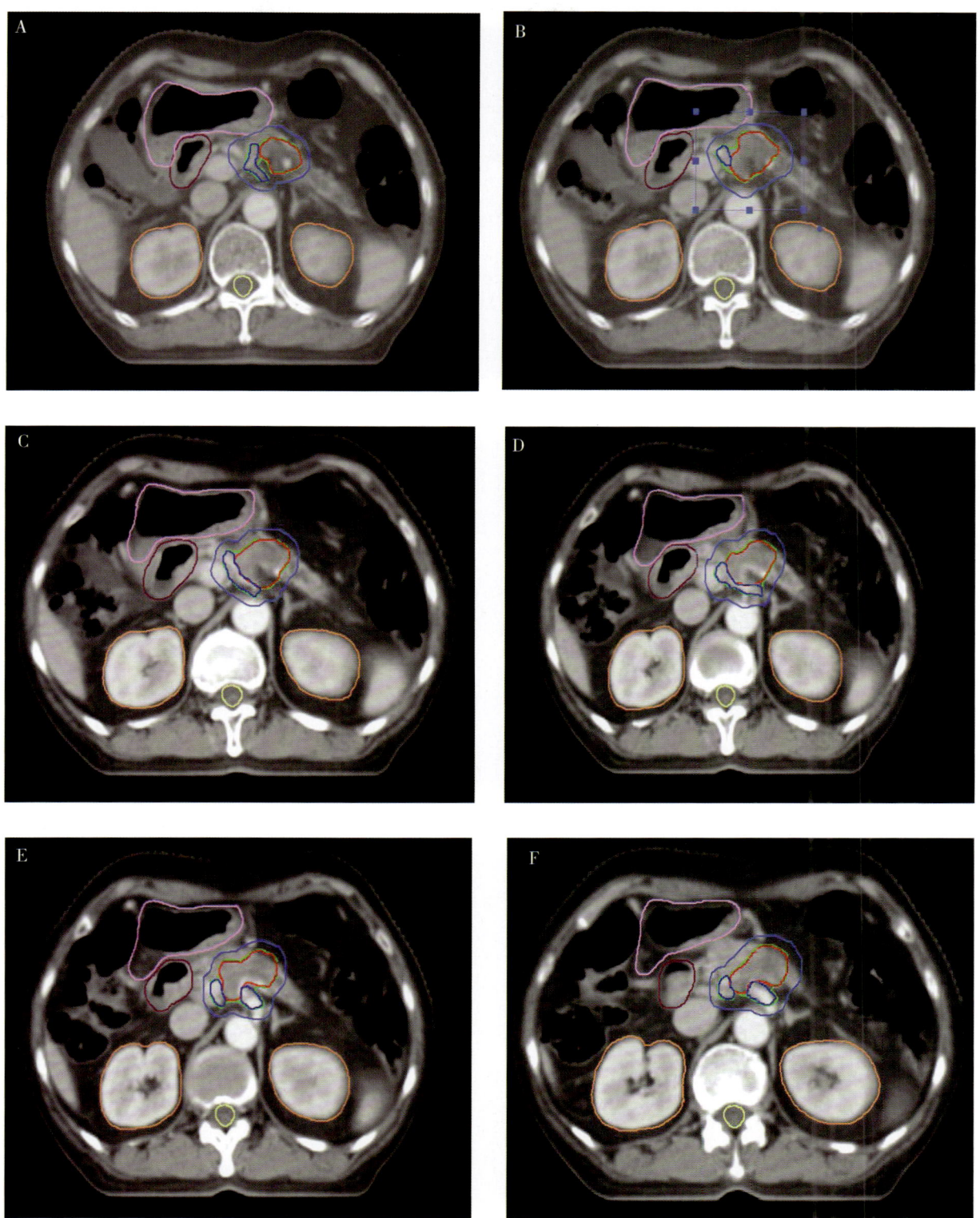

图 7-3　空腹、增强定位，4D-CT 扫描，扫描层厚 2.5 mm，靶区勾画示例

　　勾画说明：红色：GTVp；深蓝色：TVI；绿色：CTV（GTVp＋TVI）；浅蓝色：PTV；粉色：胃；紫色：十二指肠；深黄色：肾脏；浅黄色：脊髓。

　　放疗期间予以口服"泮托拉唑肠溶片，40 mg Qd，昂丹司琼口溶膜，10 mg，Bid"抑酸、止吐，治疗顺利结束。放疗 3 个月后返院复查，疗效评价为 SD（图 7-4）。

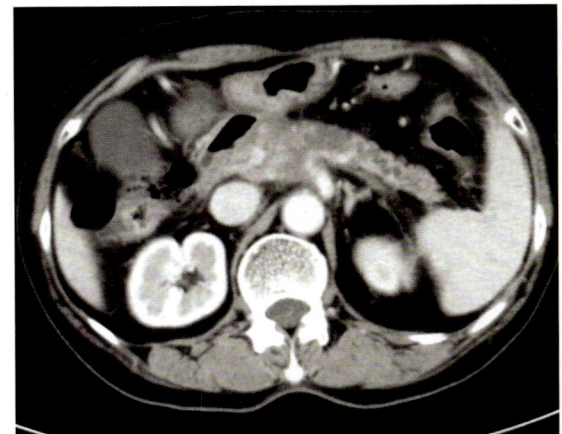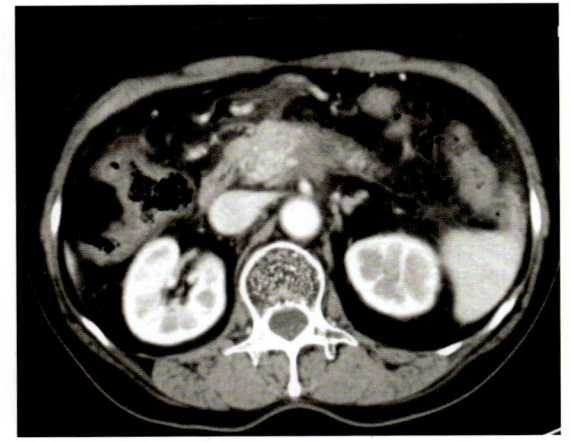

图 7-4　放疗后 MRI 图像

〔刘　科　杨张欢　袁　媛　周菊梅〕

第八章　　前列腺癌的立体定向放射治疗

一、概述

前列腺癌是男性最常见的癌症之一，发生在前列腺组织中。它通常生长缓慢，早期没有明显的症状，但随着病情的进展可能会出现尿频、尿急、排尿困难等症状。根据全球流行病学数据，前列腺癌在世界范围内是男性最常见的癌症之一。据估计每年有 1 600 000 例病例和 366 000 例死亡。2022 年，美国新发病例 268 490 例，死亡 34 500 例。然而，由于早期筛查和诊断方法的改进，以及新型治疗方式的引入，前列腺癌的治愈率逐步提高。目前，前列腺癌的治疗方式主要包括手术切除、放疗、雄激素剥夺治疗、化疗等。对于早期前列腺癌，手术和放疗是常用的治疗方式。对于晚期或转移性前列腺癌，以内分泌治疗、化疗等全身系统治疗为主，结合局部治疗手段。近年来，免疫靶向治疗也越来越受到关注。

二、分期和危险度分级

（一）前列腺癌的分期（表 8-1）

表 8-1　　　　　　　　　　　　　　　前列腺癌 TNM 分期

临床分期（cT）		病理分期（pT）		区域淋巴结（N）		远处转移（M）	
T_x	原发肿瘤无法评估	pT_2	局限于器官内	N_x	区域淋巴结无法评估	M_0	无远处转移
T_0	没有原发肿瘤证据	pT_3	前列腺包膜外受侵	N_0	无区域淋巴结转移	M_1	远处转移
T_1	不能被扪及和影像无法发现的临床隐匿性肿瘤	pT_{3a}	前列腺包膜外受侵（单侧或者双侧），或显微镜下可见侵及膀胱颈	N_1	区域淋巴结转移	M1a	非区域淋巴结的转移
T_{1a}	在 5% 或更少的切除组织中偶然的肿瘤病理发现	pT_{3b}	侵犯精囊			M_{1b}	骨转移
T_{1b}	在 5% 以上的切除组织中偶然的肿瘤病理发现	pT_4	肿瘤固定或侵犯除精囊外的其他邻近组织结构：如外括约肌、直肠、膀胱、肛提肌和/或盆壁。			M_{1c}	其他部位转移，有或无骨转移
T_{1c}	穿刺活检证实的肿瘤（如由于 PSA 升高），累及单侧或者双侧叶，但不可扪及						
T_2	肿瘤可扪及，局限于前列腺之内						
T_{2a}	肿瘤限于单侧叶的二分之一或更少						
2b	肿瘤侵犯超过单侧叶的二分之一，但仅限于一叶						

续表

临床分期（cT）	病理分期（pT）	区域淋巴结（N）	远处转移（M）
T₂c　肿瘤侵犯两叶			
T₃　肿瘤侵犯包膜外，但未固定也未侵犯临近结构			
T₃a　包膜外侵犯（单侧或双侧）			
T₃b　肿瘤侵犯精囊（单侧或双侧）			
T₄　肿瘤固定或侵犯除精囊外的其他邻近组织结构：如外括约肌、直肠、膀胱、肛提肌和/或盆壁。			

注：没有病理学 T_1 分类。如果存在 1 处以上的转移，则按最晚期分类 M_{1c} 为最晚期。

（二）局部或局部晚期前列腺患者风险分组。

目前，欧洲泌尿外科学会的局部或局部晚期前列腺癌风险分级系统在国际上应用得比较广泛，该系统主要基于 D'Amico 分类系统。这类风险分级，主要是基于接受了根治性前列腺切除或者外放疗治疗后的患者出现生化复发的危险度。

低危组：PSA<10 ng/mL，并且格利森评分<7 分（ISUP 1 级），并且临床分期 $cT_1 \sim T_{2a}$。

中危组：PSA 10～20 ng/mL，或者格利森评分 7 分（ISUP 2/3 级），或者 cT_{2b}。

高危组：PSA>20 ng/mL，或者格利森评分>7 分（ISUP 4/5 级），或者 cT_{2c}。

高危局部晚期：任何 PSA，任何格利森评分，$cT_3 \sim T_4$，或临床诊断淋巴结转移。

此外，美国国家综合癌症网络前列腺癌指南中也有类似的危险度分级标准，制定得更加细致、分级更多，目的也是通过更加细致的患者分层，进行不同的治疗方案选择。

极低危：T_{1c}，格利森评分≤6 分/格利森 1 级，PSA<10 ng/mL，前列腺活检阳性针数少于 3 个，每针癌灶≤50%，PSA 密度<0.15 ng/（mL·g）。

低危：$T_1 \sim T_{2a}$，格利森评分≤6 分/格利森 1 级，PSA<10 ng/mL。

中度偏好：$T_{2b} \sim T_{2c}$，或格利森评分 3＋4＝7 分/格利森 2 级，或 PSA 10～20 ng/mL，但是前列腺活检阳性针数少于 50%。

中度偏差：$T_{2b} \sim T_{2c}$，或格利森评分 3＋4＝7 分/格利森 2 级，或格利森评分 4＋3＝7 分/格利森 3 级，或 PSA 10～20 ng/mL。

高危：T_{3a}，或格利森评分 8 分/格利森 4 级，或格利森评分 9～10 分/格利森 5 级，或 PSA>20 ng/mL。

极高危：$T_{3b} \sim T_4$，或主要分级区格利森 5 级，或穿刺活检有 4 针以上格利森评分 8～10 分/格利森 4 级或 5 级。

三、治疗原则

表 8-2　　　局限期及区域转移组的患者，治疗原则参考 NCCN 指南

危险分级	治疗方案
极低危	预期寿命<10 年：观察等待 预期寿命 10～20 年：主动监测 预期寿命>20 年：主动监测；外照射放疗或近距离照射；前列腺癌根治术
低危	预期寿命<10 年：观察等待 预期寿命>10 年：主动监测；外照射放疗或近距离照射；前列腺癌根治术

续表

危险分级	治疗方案
预后良好中危	预期寿命<10年：观察等待；外照射放疗或近距离治疗 预期寿命>10年：前列腺癌根治术；外照射放疗或近距离治疗
预后不良中危	预期寿命<10年：外照射放疗＋4～6个月内分泌治疗；外照射放疗＋近距离放疗＋/－4～6个月内分泌治疗 预期寿命>10年：外照射放疗＋4～6个月内分泌治疗；外照射放疗＋近距离放疗＋/－4～6个月内分泌治疗；前列腺癌根治术
高危或极高危	预期寿命>5年或有症状：外照射放疗＋内分泌治疗（1.5～3年）＋/－化疗（极高危）；外照射放疗＋近距离治疗±内分泌治疗（1～3年）；前列腺癌根治术 预期寿命<5年或无症状：观察等待；内分泌治疗；外照射放疗
区域转移组	预期寿命>5年或有症状：外照射放疗＋去势±阿比特龙 预期寿命<5年或无正常：观察等待；内分泌治疗

对于出现远处转移的患者，以全身系统治疗为主，如果是激素敏感低瘤转移负荷的患者，接受原发灶局部放疗，可将患者3年总生存从73%显著提高至81%；对于激素敏感寡复发的患者，接受转移灶的放疗，可以延缓疾病进展，延缓内分泌治疗的使用；对于出现去势抵抗的转移患者，局部放疗也能延迟PSA进展的时间或者改善患者骨痛、血尿等局部症状。

四、放射治疗

（一）放射治疗原则

外照射放疗在前列腺癌的治疗中发挥着重要的作用，对于非转移性的局限期前列腺癌，从20世纪开始，一系列大型前瞻性随机对照研究证实了采用常规分割模式（1.8～2.0 Gy/次）的根治性外照射放疗＋/－内分泌治疗疗效确切，10年前列腺癌特异性生存超过85%。是目前各大指南推荐的标准前列腺癌根治性治疗手段。采用常规分割照射模式，需照射38～44次，给患者带来不便，也不利于医疗资源的合理优化使用。近10年来，中等剂量大分割放疗（单次照射2.5～3.4 Gy）和立体定向大分割放疗的模式已被一系列大型前瞻性随机对照研究证实，疗效等同于常规分割模式并且不增加晚期泌尿系和肠道副反应。目前中等剂量大分割放疗和立体定向大分割放疗已被国际国内权威指南广泛推荐，可用于局限期前列腺癌任何危险度分级组和任何年龄段的患者。

表8-3　前列腺癌放射治疗参考NCCN指南

方案	首选剂量/分次	NCCN风险分组 （√如果给予放射治疗，指示适当的方案选择）					
		极低危和低危	预后良好型中危	预后不良型中危	高危和极高危	区域N₁	低负荷M₁
外照射 EBRT							
中等大分割（首选）	3 Gy×20 fx	√	√	√	√	√	
	2.7 Gy×26 fx						
	2.5 Gy×28 fx						
	2.75 Gy×20 fx						√
常规分割	1.8～2 Gy×37～45 fx	√	√	√	√	√	
极端大分割	7.25～8 Gy×5 fx	√	√	√	√		
	6.1 Gy×7 fx						
	6 Gy～6 fx						√

续表

方案	首选剂量/分次	NCCN 风险分组（✓如果给予放射治疗，指示适当的方案选择）					
		极低危和低危	预后良好型中危	预后不良型中危	高危和极高危	区域 N_1	低负荷 M_1
近距离放疗单独治疗							
低剂量（LDR）							
碘 125	145 Gy	✓	✓				
钯 103	125 Gy						
铯 131	115 Gy						
高剂量率（HDR）							
依 192	13.5 Gy×2 个植入物	✓	✓				
	9.5Gy BID×2 个植入物						
外照射和近距离放疗（联合 45～50.4 Gy×25～28 fx 或 34.5 Gy×15 fx）							
低剂量（LDR）							
碘 125	110～115 Gy			✓	✓		
钯 103	90～100 Gy						
铯 131	85 Gy						
高剂量率（HDR）							
依 192	15 Gy×1 fx			✓	✓		
	10.75 Gy×2 fx						

注：[a]高负荷疾病是通过内脏转移和/或 4 个或 4 个以上骨转移且至少有一个骨转移超出骨盆脊柱，区别于低负荷疾病的。低负荷疾病患者早期多西他赛联合 ADT 治疗获益较少。

（二）立体定向放射治疗

1. 立体定向放射治疗适应证　以下均符合：局限期前列腺癌，无盆腔淋巴结转移及远处转移；低瘤转移负荷的激素敏感性前列腺癌；PS 0～2。

2. 立体定向放射治疗的禁忌证　既往有盆腔放疗史；既往接受过内分泌治疗及其他前列腺癌治疗；预期寿命＜5 年；有髋关节假体或其他植入物可能导致盆腔局部明显伪影等；有炎症性肠病或明显泌尿系症状疾病等无法接受盆腔放疗者。

3. 定位　定位前 1 小时排空膀胱和直肠，口服 500 mL 水＋泛影普胺 10 mL，憋尿充盈膀胱。CT 定位采用仰卧位，热塑体膜固定，最好定位前植入前列腺金标 3 枚，扫描范围从腰 4 椎体下缘至坐骨结节下 3 cm，层厚 2.5 mm。

4. 靶区勾画　CTV-P 勾画前列腺及包膜，建议融合 MRI 勾画。

PTV-P：CTV-P 三维外扩 5～6 mm（直肠方向外扩 3～4 mm）

5. 剂量及分割模式　局限期前列腺癌：36.25～40 Gy/5 次或 42.7 Gy/7 次。低瘤转移负荷激素敏感性前列腺癌：36 Gy/6 次。不推荐连续每天超大分割放疗，强烈建议每次放疗行图像引导。

6. 正常组织限量（5 分次分割模式）（表 8-4）。

7. 不良反应及处理　常见的放疗不良反应包括膀胱刺激症状、排尿困难、直肠黏膜炎和肛门疼痛等。对于轻度症状，可以通过基础支持治疗来缓解症状；而对于较严重的不良反应，需要积极干预和处理。

在处理前列腺癌放射治疗不良反应方面，一般采取以下措施：

表8-4　　　　　　　　　　　　　　　　　正常组织限量表

限制器官	限制	理想	最低要求
直肠	$D_{50\%}$	—	<18.1 Gy
	$D_{20\%}$	—	<29 Gy
	D_{1cc}	—	<36 Gy
膀胱	$D_{40\%}$	—	<18.1Gy
	$V37$	<5 cc	<10cc
前列腺尿道	$D_{50\%}$	<42 Gy	—
神经血管束（如果可见）	$D_{50\%}$	—	<38 Gy
股骨头	$D_{5\%}$	—	<14.5 Gy
阴茎球部	$D_{50\%}$	—	<29.5 Gy
睾丸	避免设野直接穿过		
结肠	D_{5cc}	—	<18.1 Gy
	D_{1cc}	—	<30 Gy

（1）预防：提前告知患者可能出现的不良反应，以及如何避免或减轻这些不良反应。例如，在放疗时充盈膀胱，放疗期间避免进食胀气食物、避免过于劳累，同时注意营养均衡，保持良好的体力和精神状态。

（2）对症治疗：根据不同的不良反应采用不同的对症治疗方法，如激素、抗生素、止痛药等。例如，在出现排尿困难时，可以给予α受体阻滞剂或者利尿剂来缓解症状。

（3）综合治疗：对于比较严重的不良反应，需要综合考虑多种治疗方法。例如，在放射性直肠炎时，可以采用口服、灌肠等，放射性膀胱炎采用膀胱灌注等方式来缓解症状。

总之，在前列腺癌放射治疗中，及时识别和处理不良反应非常重要，早期预防和治疗可以有效降低患者的痛苦和提高治疗效果。

五、免疫治疗

（一）免疫治疗原则

对于晚期或转移性前列腺癌患者来说，治疗效果并不理想。近年来，免疫治疗逐渐成为前列腺癌治疗的新方向。目前，前列腺癌免疫治疗主要包括以下几种方式。①肿瘤疫苗：肿瘤疫苗可以有效地激活机体免疫系统，识别和攻击癌细胞。例如，Sipuleucel-T 是一种特异性前列腺酸磷酸酯酶（PAP）抗原肿瘤疫苗，已经通过了美国 FDA 的审批。②细胞免疫治疗：T 细胞免疫治疗也是一种重要的前列腺癌免疫治疗方式。例如，CAR-T 细胞治疗已经在临床试验中展现出良好的疗效，同时也避免了传统的自体淋巴细胞移植的副作用，但是目前在前列腺癌治疗中的效果和安全性仍处于早期研究阶段，尚缺乏高级别证据支持其临床应用。③免疫检查点抑制剂：免疫检查点抑制剂可以阻止肿瘤细胞通过与 T 细胞的负性调节受体结合来逃避免疫攻击，从而增强机体对肿瘤的免疫应答。目前前列腺癌免疫检查点抑制剂治疗的疗效还在探索中，主要针对 PD-1/PD-L1 通路和 CTLA-4 通路进行治疗，以下是几项关于前列腺癌免疫检查点抑制剂的临床试验及其结果。①Pembrolizumab：是一种针对 PD-1 的单克隆抗体，用于晚期前列腺癌患者的治疗。一项Ⅱ期临床试验显示，Pembrolizumab 在晚期前列腺癌中具有较好的安全性和有效性，但仍需要更多研究来评估该药物的长期效应。②Ipilimumab：是一种针对 CTLA-4 的单克隆抗体，用于治疗转移性前列腺癌患者。一项Ⅲ期临床试验显示，Ipilimumab 在转移性前列腺癌患者中具有一定的治疗效果和安全性，但是需要更多的随访数据来评估其长期效应。③Nivolumab 联合 Ipilimumab：Nivolumab 也是一种针对 PD-1 的单克隆抗体，目前正在进行多个临床试验以评估其在前列腺癌治疗中的有效性和安全性。CheckMate 650 研究中，采用 Nivolumab 和 Ipilimumab 联合治疗转移性去势抵抗性前列腺癌的患者，涉及两个队列，分别为化疗前和化疗后的患者。在中位随访时间分别为 11.9 个月和 13.5 个月的两个队列中，该联合治疗方案的客观反应率分别为 25% 和 10%，中位总生存期分别为 19.0 个月和 15.2 个月。其中 4 名患者（每组 2 人）出现完全缓解。提示在转移性去势抵抗性前列腺癌中，anti-CTLA-4 加上 anti-PD-1 联合治疗可能具有较好的治疗效果。然而，该联合治疗方案存在一定的不良反应，需要更多研究来确定其最佳用药剂量和方案以及长期安全性和有效性。

（二）放疗联合免疫治疗

放疗联合免疫治疗是一种新型的肿瘤治疗方法，近年来受到了广泛关注。放疗能够促进肿瘤细胞死亡和抗原释放，从而激发机体免疫系统的免疫应答；而免疫治疗则可以增强机体免疫系统对肿瘤的识别和攻击。两者联合应用可以协同作用，提高肿瘤治疗效果。放疗联合免疫治疗在前列腺癌治疗中仍处于探索阶段。

前列腺癌是一种免疫学上的"冷"肿瘤。组织病理学评估显示存在"免疫荒漠"，即缺乏淋巴细胞，或者出现"免疫排斥"表型，其中 T 细胞被困在基质中而无法穿透到肿瘤内上皮岛。为了增强免疫排斥和"冷"非炎性肿瘤对免疫治疗的响应，已经提出了各种激活冷瘤微环境的策略。这些方法包括通过放疗、化疗、靶向治疗或热/冷消融治疗（射频消融，微波消融或冷冻消融）诱导 DNA 损伤来增加局部炎症反应。越来越多的证据表明，放疗可以在刺激肿瘤微环境在局部和潜在的系统水平上发生免疫调节作用。放疗已被证明能够启动促炎症级联反应，纠正异常血管生成，并有可能增强对免疫治疗的全身反应。有研究显示照射转移病灶可以导致照射野外病灶退缩，这被称为"远隔效应"，表明放疗可以诱导一种系统性的抗肿瘤反应。临床前小鼠模型以及转化性临床研究支持了这一假设，即远隔效应是一种免疫介导的现象，其中放疗诱导的肿瘤新抗原可能是远隔效应的一个解释。此外，放疗还可能通过多种机制，在存活的肿瘤细胞中产生促炎症反应。高剂量放疗可以刺激肿瘤产生促炎症细胞因子，如 TNF-α、IL-1、IL-6 和 IL-8 等，从而增加 T 细胞和骨髓细胞的招募，促进 DC 成熟和招募。但是需要注意的是，放疗剂量过高，可能会通过产生 DNA 外切酶 Trex1 来抑制这种细胞途径。

一项研究旨在探讨 Ipilimumab 在经过放疗后进展的转移性去势抵抗前列腺癌患者中的应用。虽然 Ipilimumab 组和安慰剂组在总体生存方面没有显著差异，但有迹象表明该药物具有一定的活性，需要进一步研究。另有研究旨在评估 Ipilimumab 单药和与放疗联合治疗对转移性去势抵抗前列腺癌患者的疗效和安全性。结果显示，Ipilimumab 10 mg/kg 与放疗联合治疗组表现出一定的临床抗肿瘤活性，有 8 名患者 PSA 下降了 50% 以上，并且有一个完全缓解。不良事件主要为与免疫相关的不良事件，包括胃肠道反应和皮疹等，但可控制。因此，在 mCRPC 患者中，Ipilimumab 10 mg/kg 与放疗联合治疗方案是具有潜力的治疗选择。最终分析结果显示在 7~8 个月时曲线交叉，并随后持续生存，Ipilimumab 和放疗组的 4 年总生存率为 10%，而对照组为 3.3%（140）。提示 SBRT 在免疫检查抑制剂之前实施可能发挥了协同作用，延迟了该研究中观察到的曲线分离。对于曾经接受过高剂量外照射放疗的转移性去势抵抗前列腺癌患者，在 Sipuleucel-T 和 Ipilimumab 联合治疗中，放疗史可以改善影像学无进展生存期。此外，转化性分析显示周围循环 T 细胞中 PD-1 和 VISTA 表达水平较高，CTLA4 表达水平较低，这是高剂量放疗后长期免疫调节的证据。类似地，在局限性前列腺癌中接受 SBRT（36.25 Gy/5 次）的患者中，也观察到了长期的免疫调节作用。该研究发现，在 SBRT 后 40 天，患者的外周血单个核细胞在体外接触已知的前列腺特异性抗原（PSA、PSCA 和 PSMA）时会产生 IFN-γ。这项研究表明，在治疗后几周内可能观察到 SBRT 诱导下的前列腺癌原位疫苗效应。

未来的研究需要探索新的联合治疗策略，包括与放疗联合使用的其他免疫治疗药物，以及如何更好地利用肿瘤新抗原来增强免疫治疗的效果等。此外，还需要进一步了解不同放疗剂量和分割方式对免疫耐受性的影响，并开展更多的基础研究来深入了解前列腺癌放疗联合免疫治疗的机制。

〔汪　洁　周菊梅〕

第九章　　肾上腺转移瘤的立体定向放射治疗

一、概述

肾上腺是重要的内分泌器官。它位于肾脏上方，被肾筋膜和脂肪组织包裹。左肾上腺呈半月形，右肾上腺呈三角形。肾上腺两侧共重约30 g。从侧面观察，腺体分肾上腺皮质和肾上腺髓质两部分，周围部分是皮质，内部是髓质。两者在发生、结构与功能上均不相同，实际上是两种内分泌腺。肾上腺转移在血行性肿瘤转移中排名第四，最常见的原发肿瘤是肺癌、乳腺癌、胃癌、肝癌和胰腺癌。他们往往与其他部位的多发同步转移同时发生。肾上腺转移的共同发展与其丰富的窦血供有关，大多数肾上腺转移的患者不表现出特异性症状。偶尔，由于肿瘤较大或生长迅速，患者可能出现背部或腹部疼痛。极少数双肾上腺受累的情况下，患者可出现肾上腺功能不全，包括虚弱、疲劳、厌食、恶心、呕吐、便秘、色素沉着、低血压、白癜风、电解质紊乱、贫血和嗜酸性粒细胞增多。严重者可导致休克和死亡。影像技术的进步使得越来越多的肾上腺转移的诊断是在肿瘤分期和随访检查中发现的。正电子发射断层扫描（PET）扫描在区分肾上腺良性和恶性病变方面发挥了重要作用。

二、临床分期

肾上腺转移瘤最常见的原发肿瘤是肺癌、乳腺癌、胃癌、肝癌和胰腺癌。原发肿瘤分期详见相关章节。

三、治疗原则

转移性癌症通常采用全身药物治疗，可选择性地与靶向治疗相结合。如果原发疾病得到很好的控制，并且肾上腺是转移性疾病的唯一部位，或者如果患者经历了大肾上腺肿瘤的明显症状，建议采用手术、放疗或射频消融术（RFA）形式的局部治疗。当需要确定组织学诊断，且肾上腺是最容易接近的部位时，首选肾上腺切除术。对于转移性肺癌患者，在一项荟萃分析中，约有25%的病例报告了肾上腺切除术后的持久长期生存率。

经皮、图像引导的RFA是治疗不可切除的原发性或转移性肾上腺皮质癌的一种安全且耐受性良好的替代手术。该手术对小肾上腺肿瘤的短期局部控制有效，对小于5 cm的肿瘤最有效。

放射治疗的最新技术进步使放射肿瘤学家能够使用消融剂量对肾上腺转移瘤进行局部治疗。高剂量的辐射可以在对肿瘤周围正常组织较少照射的情况下传递到肿瘤，并允许选择性剂量增加到肿瘤。这一事实允许在更短的时间内应用更大的剂量，从而产生更有效的放射生物学效应。对于孤立性肾上腺转移瘤的最终治疗，正常分割放疗不能替代手术切除，因为治疗反应是短暂的和不完全的。初步数据表明，与手术相比，立体定向体部放射治疗（SBRT）是肾上腺转移患者安全有效的选择，控制率相等。

四、放射治疗

（一）放射治疗原则

1.常规三维适形调强放疗　可以提高患者的耐受性，为一种非创伤性治疗，但由于其小剂量、高分割，局控率相对立体定向放疗较低，放疗的准确性也无法和立体定向放疗相比。肾上腺周围的危及器官主要是肝脏、肾脏、胰腺、脾脏，耐受剂量较低，故限制了肾上腺转移瘤放疗总剂量。

2. 立体定向放射治疗　具体内容见本章"立体定向放射治疗"。

（二）立体定向放射治疗

肾上腺转移立体定向放射治疗（SRT）具有定位精确、剂量集中、损伤相对较小等优点，能够很好地保护周围正常组织，控制局部肿瘤进展，缓解肿瘤压迫症状，已逐渐成为肾上腺转移瘤的重要治疗手段。此外，SRT 对患者体质要求不高，并发症发生率低，可以门诊无创治疗，患者易于接受。SRT 在肾上腺转移的治疗包括 SRS、分次立体定向放射治疗（FSRT）和大分割立体定向放射治疗（HSRT）。但是具体放疗分割次数及总剂量并无统一的临床指南和专家意见。文献报道 BED≥100 Gy 相对于 BED＜100 Gy 的局部控制率和有效率高，提高等效生物剂量可能是影响射波刀治疗效果的重要因素。Onishi 等第一次提出在治疗原发的非小细胞肺癌（NSCLC）中，BED≥100 Gy 相对于 BED＜100 Gy 的局控率高（局控失败率 8.1% vs 26.4%，$P<0.01$）。但是这在转移灶的治疗中似乎没有得到证实。本研究在 BED≥100 Gy 与＜100 Gy 的亚组分析中，发现两者对局部无进展生存的影响无统计学意义（$P=0.593$）。但在 BED≥80 Gy 与＜80 Gy 的亚组分析中，BED≥80 Gy 组局部无进展生存要高于另一组，且具有统计学意义（$P=0.021$）。所以在一定程度上，提高 BED 可能会提高疗效，但并不是剂量越大越好，剂量越大导致的损伤越大。

1. 立体定向放射治疗适应证

（1）单侧或双侧肾上腺转移病灶都可以考虑接受 SRT 治疗。单侧病灶 GTV 总体积小于 2 500 cm³。

（2）各种病理来源的肾上腺转移瘤。

（3）无论是初发转移瘤还是复发病灶，或新出现的病灶。

2. 立体定向放射治疗禁忌证

（1）肾上腺转移瘤内有活动性或较新鲜出血者近期不宜接受 SRT 治疗。

（2）对难以按 SRT 治疗体位和时间接受治疗的患者，不能行 SRT 治疗。如患者不能平卧、一般情况太差、预计生存期小于 3 个月等都是 SRT 禁忌证。

3. 靶区勾画原则　肾上腺转移瘤立体定向放射治疗靶区主要根据腹部磁共振 T1 增强像在 CT 定位图像上确定 GTV，推荐应用磁共振、CT 融合技术勾画靶区。最好采用 4D-CT＋呼吸门控系统，减少腹部呼吸运动带来的位移误差。有研究表明：左、右肾上腺肿瘤沿 z 轴运动幅度分别为 0.990 cm 和 0.790 cm。右侧肾上腺肿瘤的运动幅度小于左侧肿瘤（$t=4.08$，$P=0.000$）。肾上腺放疗靶区勾画：CT 模拟定位建议扫描层厚 2.5 mm，GTV：在 MRI T1 增强和 CT 定位融合图像上勾画，GTV 定义为影像学可见的肾上腺转移瘤。PGTV：GTV 三维外放 2～3 mm。放疗技术包括：X 刀、γ 刀、射波刀、VMAT、TOMO 等，4D-CT＋呼吸门控下剂量能更好地集中于靶区，减少周围组织的摄量。

4. 处方剂量及危及器官限量

（1）处方剂量：肾上腺转移瘤的剂量分割模式主要取决于治疗方式、计划剂量线分布及其他相关因素。临床研究中肾上腺转移 SRS 的最大边缘剂量为 20～25 Gy，并根据肿瘤体积调整。对于大体积的肾上腺转移病灶，单次的 SRS 难以达到良好的局部控制，因此建议采用 FSRT。有文献报道常用 FSRT 方案为 34.5～40 Gy/6～9 f。转移瘤体积越大，单次剂量应越小，但总剂量应高。湖南省肿瘤医院常用处方剂量：单纯分次立体定向放射治疗（FSRT）：PGTV：40 Gy/5 Gy/8 f。

（2）危及器官限量（表 9-1）。

5. 不良反应及处理

（1）急性出血性糜烂性胃炎：禁食或流质饮食，监测血电解质、肝肾功能，备血，质子泵抑制剂、硫糖铝抑酸护胃，并予以止血敏止血，必要时胃镜下止血。肾功能不全应控制出入水量，服用多种维生素和百令胶囊护肾，可考虑予以激素冲击治疗，肾衰竭时可透析。

（2）急性胰腺炎：禁食，予以生长抑素和质子泵抑制剂降低胰液和胃酸分泌，注意血清淀粉酶、尿淀粉酶、血电解质等指标，监测血压心率等生命体征，必要时 ICU 支持治疗。

表 9-1　　　　　　　　　　消化系统危及器官限量

部位	体积	1 f		3 f		5 f		8 f	
		体积最大剂量/Gy	最大点剂量/Gy	体积最大剂量/Gy	最大点剂量/Gy	体积最大剂量/Gy	最大点剂量/Gy	体积最大剂量/Gy	最大点剂量/Gy
胃	<10 cc	11.2	12.4	16.5	22.2	18	32	20	36.8
肝脏	700 cc		9.1		17.1		21		23.2
脊髓	<0.35 cc	10	14	18	23.1	23	30	27.2	35.2
空肠/回肠	<5 cc	11.9	15.4	17.7	25.2	19.5	35	21.6	40
肾皮质	200 cc		8.4	14.4	15.3		17.5		19.2

五、病例分析

病例

患者，男，51岁。晚期肺癌多线治疗后，CT发现左肾上腺转移瘤，活检为转移性小细胞癌混合腺癌成分，临床分期为：$cT_{1c}N_3M_{1c}$ Ⅳb期，行肾上腺转移瘤姑息性立体定向放射治疗。靶区设计：PGTV 40 Gy/5 Gy/8 次。GTV 主要包括左肾上腺转移瘤，GTV 外扩 3 mm 形成 PGTV。危及器官限量：胃 $D_{max}<40$ Gy，左肾 V15 Gy<20%，肝脏 $D_{mean}<15$ Gy，脊髓 $D_{max}<20$ Gy。（图 9-1、图 9-2）

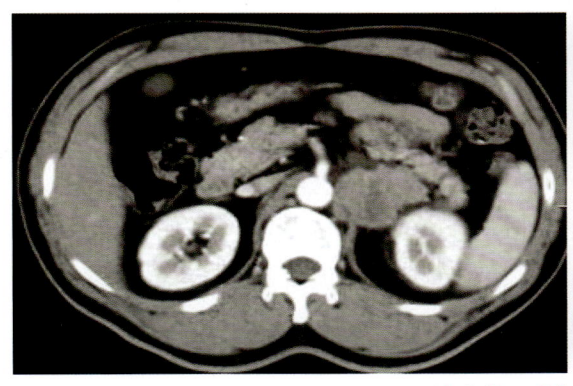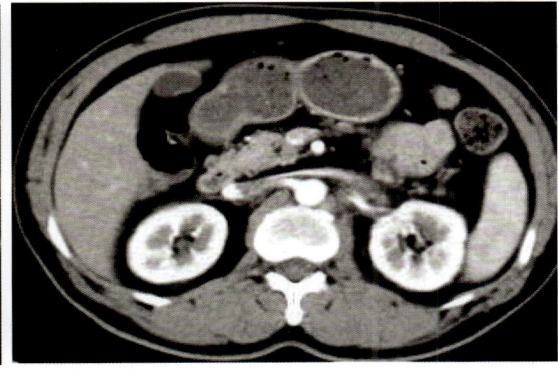

图 9-1　放疗前、后左肾上腺转移灶变化对比

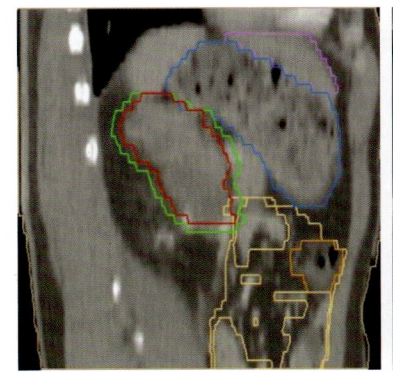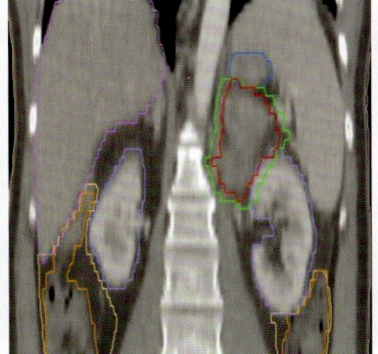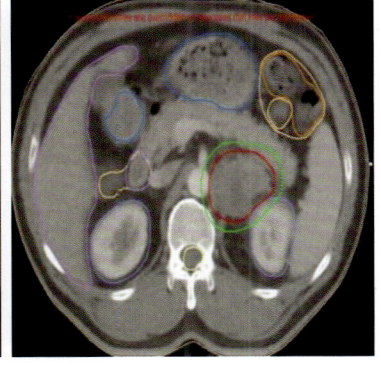

图 9-2　矢状面、冠状面、横切面靶区勾画

〔赵祺　叶旭　刘峰〕

第十章　脊柱转移瘤的立体定向放射治疗

一、概述

脊柱转移瘤是恶性肿瘤最常见的骨转移部位之一，尤其常见于中晚期肿瘤患者。随着肿瘤患者生存时间的延长，以及医学技术的不断进步，脊柱转移的检出率越来越高，约 40% 的肿瘤患者会出现脊柱转移。脊柱转移瘤常常导致骨痛、病理性骨折、脊髓压迫或截瘫等严重的骨相关事件，给患者的身体和心理健康带来极大影响。因此，缓解脊柱转移瘤患者的疼痛，最大限度地提高患者的生活质量，延长患者的生存期尤为重要。治疗手段包括化疗、放疗、手术等，应根据患者的具体情况进行选择。

二、临床分期

脊柱转移瘤的原发部位可以是任何恶性肿瘤，但最常见的原发肿瘤包括乳腺癌、肺癌、前列腺癌、肾癌和甲状腺癌等。其他原发癌症还包括淋巴瘤、多发性骨髓瘤、恶性黑色素瘤和胃癌等。原发肿瘤分期详见相关章节。

三、治疗原则

脊柱转移瘤的治疗应该在全身治疗的基础上进行针对脊柱转移瘤的治疗，包括手术、放疗、内科治疗在内的多学科综合治疗，其目的是治疗转移病灶、改善患者症状和生活质量，最大限度地延长患者的生存时间。

ASCO、NCCN 和 SNO 等指南推荐，脊柱转移瘤的局部治疗包括外科手术和放疗，具体应根据患者病情、病变特征和手术可行性等因素综合考虑。手术治疗的适应证包括：单发灶、部位适合、易于切除；多发病灶且病变局限于椎体或椎旁软组织，而且椎体破坏或压迫神经根或脊髓；急诊手术；神经功能受压迫或椎体破坏引起骨折或脊柱不稳。以下情况脊柱转移瘤不宜手术：转移病灶位于颈椎或骶骨，手术风险较大；多发病灶无法切除，需要进行放疗或内科治疗。

放疗是脊柱转移瘤治疗的重要手段，可通过减少病变的体积和控制病变的进展来改善患者的症状。对于单发小病灶和无法手术切除的病变，采用立体定向放射治疗（SRS）或立体定向本部放射治疗（SBRT）等放射治疗方法可以获得良好的疗效。而对于多发病灶或椎体广泛破坏的患者，则需要采用全脊柱放疗（FSRT）或全身放疗（WBI）。

介入治疗包括经皮椎体成形术（PVP）和椎体内注射等方法，可以缓解疼痛和压迫症状。对于椎体受累的患者，行植入式放射性同位素治疗（Samarium-153，Strontium-89）也可以有效地减轻疼痛。

内科治疗包括化疗、磷酸钠盐、靶向治疗和免疫治疗等，适用于不能手术或放疗的患者。对于部分具有明确的分子标志物的脊柱转移瘤，靶向治疗可以作为一线治疗进行。

总之，对于脊柱转移瘤的治疗应该采用综合治疗策略，根据患者的具体情况选择最适合的治疗方案。在治疗过程中，应该重视患者的生活质量和心理健康，给予充分的关注和支持。

四、放射治疗

（一）放射治疗原则

1. 常规体外放疗　对于脊柱转移瘤患者，根据 NCCN 脊柱转移瘤指南（2018 版）建议，当出现脊髓压迫症状时，应考虑进行外科手术＋放疗、放疗或化疗。对于未出现脊髓压迫症状的患者，如果椎体不稳定，应在外科固定术后行放疗；如果椎体稳定，可考虑放疗或手术＋放疗或化疗。局部放疗可以有效、快速地缓解骨破坏和软组织病变导致的疼痛。研究表明，对于脊髓压迫症患者进行适形放疗可以获得良好的治疗效果。根据放疗剂量和分割方式的不同，患者对放疗引起的不良反应均可耐受。对于预后差的脊柱转移瘤患者，可以采用短程分割（如 1×8 Gy 或者 5×4 Gy）来缓解疼痛，但是对于预后良好的患者，可以考虑采用长程分割（如 15×2.5 Gy 或 20×2 Gy）来降低复发率。调强放疗和容积调强放疗是目前较先进的放疗技术，可以有效实现靶区剂量均一性和适形性，而图像引导的调强放疗可以将误差缩小至 2 mm 内，有效保护脊髓。

2. 立体定向放射治疗　具体内容见本章"立体定向放射治疗"。

（二）立体定向放射治疗

立体定向放射治疗（SRT）是一种针对脊柱转移瘤的高精度、剂量集中的治疗方法，与传统放疗相比，SBRT 可实现更高的剂量集中、更好的适形性和更少的副作用，对于椎体转移瘤的治疗效果尤其显著。其剂量分布特点为小野集束照射、剂量分布集中、靶区周边剂量梯度变化大、周边正常组织剂量小。SBRT 通过有效的局部控制，可显著改善患者的生存率和生活质量，并保护脊髓免受治疗副作用的影响。

1. 立体定向放射治疗适应证

（1）患有脊柱或椎旁转移瘤，且脊柱处于稳定状态。对于有脊髓压迫的患者，首选手术解压治疗，但部分中心已经对有脊髓压迫患者尝试过 SBRT 治疗且取得不错的疗效。

（2）需要有病理学诊断明确的转移瘤。

（3）Karnofsky 活动能力评分（KPS）≥40 分。

（4）预期寿命至少为 3 个月。

2. 立体定向放射治疗禁忌证

（1）硬膜外脊髓或马尾压迫者。

（2）在 SBRT 治疗前 30 天内行过系统性放射性核素治疗。

（3）在 SBRT 治疗前 90 天内行过体外照射（EBRT）。

（4）对难以按 SRT 治疗体位和时间接受治疗的患者，不能行 SRT 治疗。如患者不能平卧、一般情况太差、预计生存期小于 3 个月等都是 SRT 禁忌证。

（5）肿瘤距离马尾 5 mm 以内的患者、既往在同一水平行过 SBRT 的患者属于相对禁忌证，需谨慎考虑。

3. 靶区勾画原则　脊柱立体定向放射治疗靶区主要根据 CT 图像和 MRI T2 增强像在定位图像上勾画 GTV。整个肿瘤、硬膜外侵犯和椎旁侵犯病变包括在 GTV 中。CTV 包括整个椎体，但要避免包围脊髓，除非脊髓受到侵犯或有广泛的硬膜外转移。PTV 为 CTV 向外扩展至多 3 mm，并考虑邻近脊髓部位靶区的收缩，以避免对脊髓造成过度的放射剂量。脊髓和马尾是关键的危及器官，通常需要向外扩展 1.5～3 mm 作为危及器官计划区（PRV），并向头和脚方向勾画相邻上下各一个椎体。由于靶区与周围器官之间的陡峭剂量分布，SBRT 比常规外照射具有更高的风险。目标位置偏差 1～2 mm 就可能提高脊髓受量，导致放射性脊髓损伤。为了确保脊柱转移瘤 SBRT 的安全实施，患者需要固定并验证目标位置，以确保与治疗计划中的位置相一致。放疗技术包括 X 刀、γ 刀、射波刀、VMAT、TOMO 等。

4. 处方剂量及危及器官限量

（1）处方剂量：脊柱 SRT 的剂量分割模式目前尚无统一标准。早期，一些治疗中心采用单次分割治疗，这主要是基于脑放射外科的经验。脑转移瘤的立体定向放射外科治疗需要使用无创头架进行固定并提供立体定向坐标，需要在一天内完成。现在，由于有能力使用无创体位固定器固定患者并使用图像引导来保证精确性和重复性，在一天内完成治疗已不再是必需的，因此一些治疗中心已经形成了自己的分割方案。将总剂量分割成几天治疗可以更安全地保护正常组织，同时保证疗效。目前，脊柱 SRT 的主要方案有两种：总剂量为 16～24 Gy 的单次照射方案和总剂量为 24～35 Gy（2～5 次）的分割照射方案。尽管还没有随机性研究比较两种方案之间的疗效差异，但目前所有文献都表明，除了处方方案不同之外，两种方案的疗效基本相同。有一些研究表明，单次照射方案比分割照射方案更优，且有报道显示，SRT 在治疗范围内没有剂量反应，但最终仍需要随机性研究来确定最佳的治疗方案。

（2）危及器官限量（10-1）。

表 10-1　　　　　　　　　　　　　　　　首次放疗时危及器官的剂量限制

结构	单次高剂量 SBRT	大剂量分割（3 f）	大剂量分割（5 f）
脊髓	D_{max}<14 Gy 或 12 Gy	D_{max}<21 Gy	D_{max}<25 Gy
	V7<1.2 cm^3		
	V10<0.35 cm^3		
	V14<0.03 cm^3		
马尾	D_{max}<18 Gy	D_{max}<24 Gy	D_{max}<30 Gy
	V14 Gy<5 cc		
	V16 Gy<0.03 cc		
脑干	D_{max}<15 Gy	D_{max}<24 Gy	$D_{5\%}$<30 Gy
臂丛	D_{max}<17.5 Gy	D_{max}<30 Gy	D_{max}<35 Gy
	V14<3 cm^3		
喉	无热点	无热点	无热点
食管	D_{max}<15.4 Gy	D_{max}<30 Gy	D_{max}=50 Gy
	V11.9<5 cm^3		D_{5cc}<27.5 Gy
心	D_{max}<22 Gy		D_{max}<50 Gy
	V16<15 cm^3		
肝	V9.6<不含 GTV 的肝脏-700 cm^3	V15<不含 GTV 的肝脏-700 cc	
肾	V10<35％总的肾脏　V10.6<2/3 体积	V15 Gy<35％总的肾脏	V18<35％总的肾脏
肠道	D_{max}<16 Gy 或 D_{5cc}<12 Gy	—	D_{5cc}<30 Gy
	V11.2<5 cm^3	—	
胃	D_{max}<12.4 Gy	—	D_{5cc}<30 Gy
	V11.2<10 cm^3		
直肠	D_{max}<15 Gy 或 14 Gy	—	D_{max}<41.8 Gy
	V18.4<0.03 cm^3		

5. 不良反应　单次高剂量 SBRT 放疗的并发症通常是急性和自我限制的，根据部位不同包括皮炎、口干、喉炎、食管炎、吞咽困难、肌炎、腹泻、感觉异常和短暂性放射炎。晚期毒性虽然罕见，但仍需注意。晚期食管损伤（狭窄、瘘管和溃疡形成）与医源性操作以及与应用放疗回忆相关的全身药物有关，报道的 3 级和 4 级损伤率分别为 3％和 2％。椎体压缩骨折是 SBRT 的另一种晚期并发症。在对超过 410 个病灶的综合多机构分析中发现，1 年和 2 年骨折发生率分别为 12.35％ 和 13.45％。最近发现即使进行 24 Gy 高剂量放射治疗，需要干预的具有症状的压缩性骨折的 5 年累积发病率也不到 10％。脊髓损伤是最严重的并发症，非常罕见，文献中报道的病例很少，普遍认为发生率<1％。脊髓剂量限

制在不同文献中有很大差异，据报道称有超过 59 个脊髓剂量限制。放射治疗器官限量国际指南认为对于单次高剂量 SBRT，脊髓最大剂量为 13 Gy 时，其损伤风险 < 1%。而其他机构则认为当脊髓耐受的最大剂量为 14 Gy 时损伤风险相似。

五、免疫治疗

骨转移是许多主要癌症死亡的一个重要原因。它们难以治疗，且对传统治疗方法效果欠佳。近年来，免疫疗法已被批准作为单独治疗或与其他治疗联合治疗晚期或转移性乳腺癌、前列腺癌和肺癌以及黑色素瘤患者，具有良好的客观应答率和总体有效率，因而将其应用于恶性肿瘤的骨转移灶治疗也愈发受到关注。此外，近年来多项临床前研究阐述了 TGF-β 和 DKK1 等靶点对于秀导恶性肿瘤骨转移以及免疫微环境的抑制作用，有望成为骨转移患者的免疫治疗新靶点。

迄今为止尚无前瞻性临床研究评估免疫检查点阻断对于骨转移患者的治疗效果。有限的研究显示，在 PD-L1 阳性骨转移三阴性乳腺癌患者中，Atezolizumab 联合白蛋白紫杉醇治疗组的中位总生存期较单用白蛋白紫杉醇治疗组显著增加。在骨为主要病变的转移性去势抵抗前列腺癌患者中，与没有骨转移患者相比，Pembrolizumab 可以增加疾病控制率和中位总生存期。在非小细胞肺癌患者中，与多西他赛化疗组相比，接受 Atezolizumab 治疗后的患者发生肝和骨转移病例更少。但在有骨转移的黑色素瘤中，接受 Pembrolizumab 或 Ipilimumab 联合放疗的患者病灶未达缓解或出现新的进展。由于研究数量有限，因此无法得出有效性的结论。关于骨转移放疗联合免疫治疗更是少之又少。未来需要进一步进行关于骨转移免疫治疗的临床试验，这将有助于更好地了解骨转移灶对免疫治疗的反应，并最终为危及生命的骨转移患者提供更有效的治疗。

六、病例分析

病例

患者，男，36 岁。发现颈左肿块，腰痛半年，病理诊断：（鼻咽活检）非角化性癌，未分化型。全身 PET-CT 鼻咽顶后壁及左侧壁软组织增厚，PET 于相应部位见异常放射性浓聚影，考虑鼻咽癌，并左侧后鼻孔、左侧翼腭窝、鼻中隔后份、颅底骨质受侵。双侧咽后、双颈多发淋巴结转移。第 5 腰椎、右侧髂骨骨转移瘤。脊柱 MR 平扫＋增强示：L5 椎体异常信号，考虑骨转移瘤。因患者腰痛明显，行 L5 骨转移灶姑息性放疗，具体靶区勾画 GTV：L5 骨转移灶；CTV：L5 整个椎体；PGTV 为 GTV 外扩 3 mm（图 10 - 1、图 10 - 2），PTV 为 CTV 外扩 3 mm。处方剂量：95%PGTV 3 000 cGy/600 cGy/5 f，95%PTV 2 500 cGy/500 cGy/5 f。危及器官剂量：脊髓 D_{mean} < 3 000 cGy；肝脏 V20 Gy < 10%；肾脏 V20 Gy < 10%（图 10 - 3）。放疗 2 次后患者腰痛即较前缓解，完成放疗后，患者腰痛明显缓解。

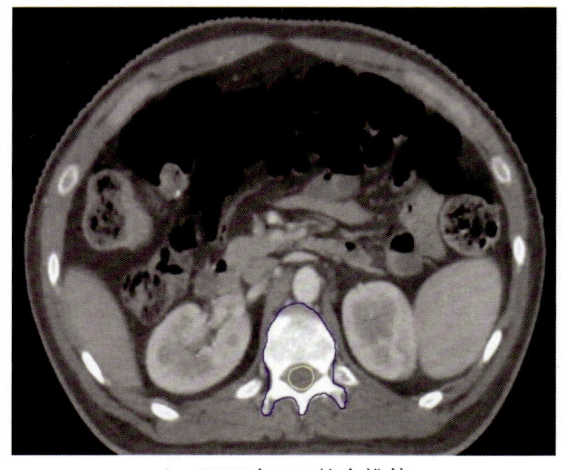

A. CTV 包 L5 整个椎体

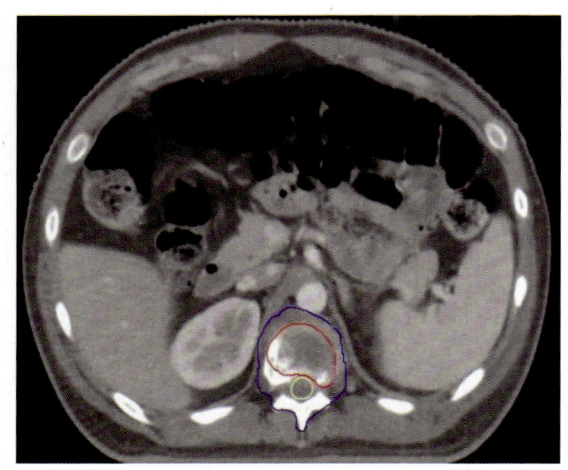

B. GTV 包 L5 骨转移灶，CTV 包 L5 整个椎体

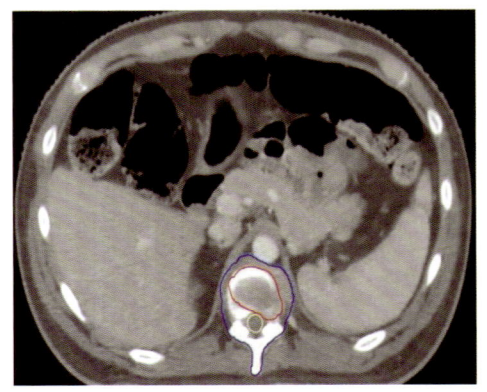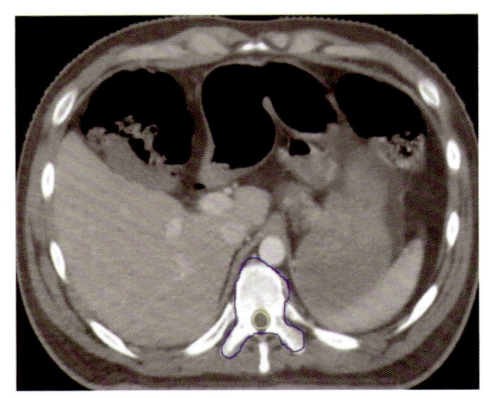

C. GTV 包 L5 骨转移灶，CTV 包 L5 整个椎体   D. CTV 包 L5 整个椎体

图 10‑1　脊柱转移癌立体定向放射治疗的靶区勾画

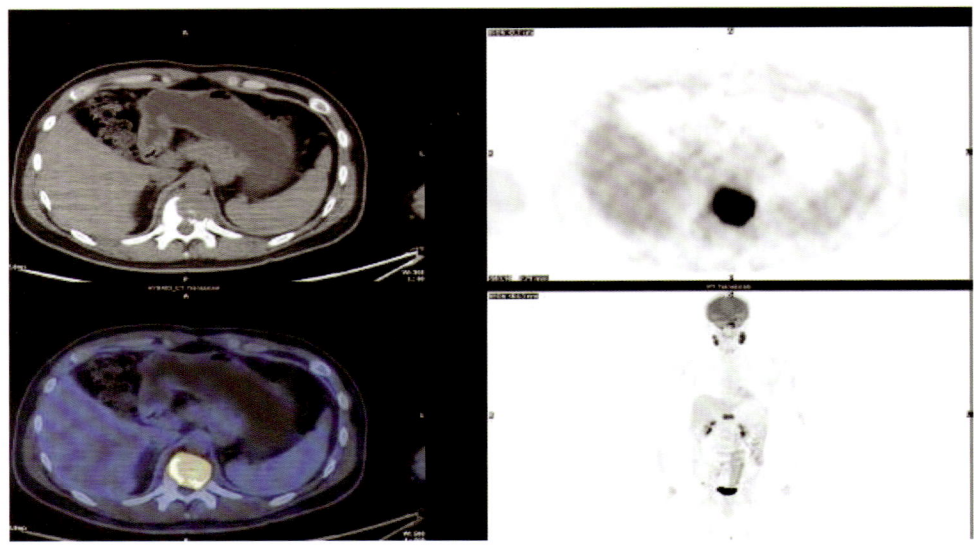

图 10‑2　PET-CT 所示第 5 腰椎转移灶

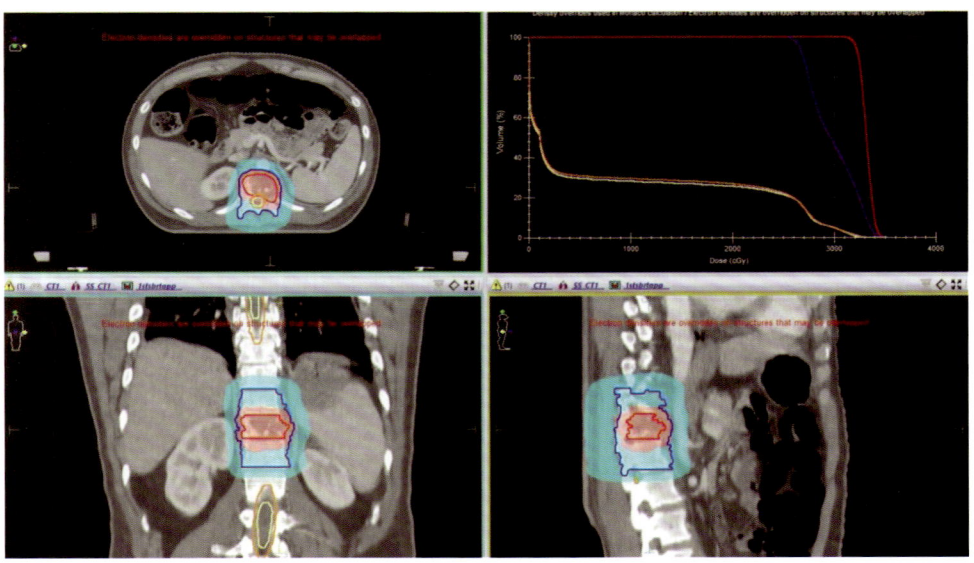

图 10‑3　三维层面显示的靶区剂量分布

〔肖　帅　范长根　刘　峰〕

第十一章　立体定向放射治疗的护理

一、治疗前

1. 了解患者病情，向患者及家属详细交代相关注意事项以及可能出现的治疗并发症。

2. 加强心理护理，使患者对治疗有一定的正确理解，树立信心，积极主动配合。

3. 立体定向放射治疗单次照射剂量较大，如果照射体位不固定，可使周围器官组织遭受大于常规剂量放疗的损害，因此更要加强体位指导与训练。

4. 不戴金属饰品，遵医嘱更换金属气管套管为树脂或塑料套管。

5. 根据治疗需要，遵医嘱洁牙和处理龋齿。

6. 注意休息，适当活动；加强营养，提高机体抵抗力。戒烟酒。

7. 掌握免疫治疗相关用药的注意事项和副作用，做好用药指导。

二、治疗期间

1. 做好饮食护理　饮食遵循"三高一低"原则，即高蛋白、高维生素、高热量、低脂肪易消化的新鲜食物。多饮水，无特殊饮水达 2 500 mL/d，保持大便通畅。忌过酸、油炸、辛辣等刺激性饮食。

2. 保持放射区皮肤清洁干燥　不使用肥皂、沐浴露，避免聚维酮碘、乙醇等消毒剂，禁贴膏药、胶布等，遵医嘱使用放疗皮肤保护药物。穿着宽松、柔软的棉质衣裤，不穿高领、硬领及带拉链领衣服，外出避免阳光直射，及时修剪指甲，局部皮肤避免挠抓和冷热敷。

3. 头颈部放疗患者遵医嘱使用漱口液，保持口腔清洁卫生，进食软烂微温食物。选用软毛牙刷，含氟牙膏刷牙，每天淡盐水漱口 10～20 次，减少食物残留和细菌滋生。注意观察患者口腔黏膜变化，指导患者张口、扣齿、转颈、旋肩等功能锻炼。

4. 全脑放疗患者 24 小时留陪护，卧床时床头抬高 15°～30°。观察治疗后反应，尤其注意颅内压增高症状及神经损伤症状，如恶心、呕吐、头痛、视力改变、意识状态及肢体活动情况。

5. 指导胸部放疗患者深呼吸、扩胸运动等肺功能锻炼，指导患者有效咳嗽与排痰，必要时遵医嘱给予雾化吸入和抗炎治疗。观察患者有无胸闷、胸痛、气促、发热、咳嗽、出血等并发症。

6. 指导乳腺癌放疗患者术侧上肢功能锻炼。

7. 腹部放疗患者放疗前排空膀胱，观察有无腹痛、腹泻、便秘、便血、发热等情况。

8. 给予患者心理支持和人文关怀。病房定期空气消毒，减少聚集和探视，避免交叉感染。

9. 指导患者放疗时按要求摆好体位，不能移动，保持到照射结束。注意保暖，调节室温 24 ℃～26 ℃为宜。

10. 注意免疫治疗等用药反应，包括免疫炎性反应，肝肾毒性，心脏、神经内分泌毒性等，密切观察患者病情变化，及时配合医生处理。如有疼痛，遵医嘱合理规范使用止痛药。

三、治疗后

1. 注意休息，避免劳累，保持愉快心情，加强饮食营养，促进康复。

2. 保持口腔清洁，餐后漱口，头颈部放疗患者 3 年内尽量不拔牙。

3. 保持放射野皮肤清洁，出院 2～3 个月内不宜晒太阳、冷热敷或使用肥皂等刺激物。

4. 适当活动，坚持功能锻炼，减轻放疗后反应。

5. 遵医嘱定期复查，出院后 1～3 个月复查，以后每 3 个月复查 1 次，1 年后每半年复查 1 次，如有不适随时就诊。

〔龚小梅　彭　维　唐幸芝　朱莎莎〕

参考文献

［1］ 杜伟，薛亚轲，魏新亭，等. 2019 版 AANS/CNS《成人脑转移瘤治疗的循证医学指南》解读［J］. 中华神经医学杂志，2020，19（2）：4.

［2］ 梁晓华，黄若凡，詹琼. 驱动基因阳性非小细胞肺癌脑转移诊治上海专家共识（2019 年版）［J］. 中国癌症杂志，2019，29（1）：9.

［3］ 中国临床肿瘤学会，中国抗癌协会肺癌专业委员会. 肺癌脑（膜）转移诊断治疗共识［J］. 循证医学，2018，18（4）：193 - 201.

［4］ 中国医师协会肿瘤医师分会，中国医疗保健国际交流促进会肿瘤内科分会. 肺癌脑转移中国治疗指南（2021 年版）［J］. 中华肿瘤杂志，2021，43（3）：269 - 281.

［5］ 中华医学会放射肿瘤治疗学分会，中国医师协会放射肿瘤治疗医师分会，中国抗癌协会放射治疗专业委员会，等. 中国非小细胞肺癌放射治疗临床指南（2020 版）［J］. 中华放射肿瘤学杂志，2020，29（08）：599 - 607.

［6］ 中华医学会放射肿瘤治疗学分会，中国医师协会放射肿瘤治疗医师分会，中国抗癌协会放射治疗专业委员会，等. 中国小细胞肺癌放射治疗临床指南（2020 版）［J］. 中华放射肿瘤学杂志，2020，29（08）：608 - 614.

［7］ GANTI A K P，LOO B W，BASSETTI M，et al. Small Cell Lung Cancer，Version 2. 2022，NCCN Clinical Practice Guidelines in Oncology［J］. Journal of the National Comprehensive Cancer Network：JNCCN，2021，19（12）：1441 - 1464.

［8］ HANNA G G，MURRAY L，PATEL R，et al. UK Consensus on Normal Tissue Dose Constraints for Stereotactic Radiotherapy［J］. Clinical oncology（Royal College of Radiologists（Great Britain）），2018，30（1）：5 - 14.

［9］ LE RHUN E，GUCKENBERGER M，SMITS M，et al. EANO-ESMO Clinical Practice Guidelines for diagnosis，treatment and follow-up of patients with brain metastasis from solid tumours［J］. Annals of oncology：official journal of the European Society for Medical Oncology，2021，32（11）：1332 - 1347.

［10］ LE RHUN E，WELLER M，BRANDSMA D，et al. EANO-ESMO Clinical Practice Guidelines for diagnosis，treatment and follow-up of patients with leptomeningeal metastasis from solid tumours［J］. Annals of oncology：official journal of the European Society for Medical Oncology，2017，28（supply 4）：iv84 - iv99.

［11］ NAHED B V，ALVAREZ-BRECKENRIDGE C，BRASTIANOS P K，et al. Congress of Neurological Surgeons Systematic Review and Evidence-Based Guidelines on the Role of Surgery in the Management of Adults With Metastatic Brain Tumors［J］. Neurosurgery，2019，84（3）：e5 - E152.

［12］ VOGELBAUM M A，BROWN P D，MESSERSMITH H，et al. Treatment for Brain Metastases：ASCO-SNO-ASTRO Guideline［J］. Journal of clinical oncology：official journal of the American Society of Clinical Oncology，2022，40（5）：492 - 516.

［13］ 李晔雄，汪华. 肿瘤放射治疗的历史与发展［J］. 中国肿瘤，2008，17（9）：5.

［14］ LOUIS D N，PERRY A，WESSELING P，et al. The 2021 WHO Classification of Tumors of the Central Nervous System：a summary［J］. Neuro-oncology，2021，23（8）：1231 - 1251.

［15］ 国家卫生健康委员会医政医管局，中国抗癌协会脑胶质瘤专业委员会，中国医师协会脑胶质瘤专业委员会，等. 脑胶质瘤诊疗指南（2022 版）［J］. 中华神经外科杂志，2022，38（8）：21.

［16］ZINN P O，COLEN R R，KASPER E M，et al. Extent of resection and radiotherapy in GEM：a 1973 to 2007 sur-
veillance，epidemiology and end results analysis of 21，783 patients ［J］. Int J Oncol，2013，42（3）：929-934.

［17］KRETH F W，THON N SIMON M，et al. Gross total but not incomplete resection of glioblastoma prolongs sur-
vival in the era of radiochemotherapy ［J］. Ann Oncol，2013，24（12）：3117-3123.

［18］MCGIRT M J，CHAICHANA K L，ATTENELLO F J，et al. Extent of surgical resection is independently associ-
ated with survival in patients with hemispheric infiltrating low-grade gliomas ［J］. Neurosurgery，2008，63（4）：
700-707；author reply 707-708.

［19］LINZ U. Commentary on Effects of radiotherapy with concomitant and adjuvant temozolomide versus radiotherapy
alone on survival in glioblastoma in a randomized phase Ⅲ study：5-year analysis of the EORTC NCIC trial（Lancet
Oncol. 2009；10：459-466）［J］. Cancer，2010，116（8）：1844-1846.

［20］STUPP R，TAILLIBERT S，KANNER A A，et al. Maintenance therapy with tumor treating fields plus temozolo-
mide vs temozolomide alone for glioblastoma：a randomized clinical trial ［J］. JAMA，2015，314（23）：2535-
2543.

［21］中国抗癌协会脑胶质瘤专业委员会，胶质母细胞瘤的肿瘤电场治疗专家共识撰写组. 胶质母细胞瘤的肿瘤电场治
疗专家共识 ［J］. 中华神经外科杂志，2021，37（11）：1081-1089.

［22］MONTEMURRO N，PERRINI P，BLANCO M O，et al. Second surgery for recurrent glioblastoma：a concise o-
verview of the current literature ［J］. Clin Neurosurg，2016，142：60-64.

［23］ROBIN A M，LEE I，KALKANIS S N. Reoperation for recurrent glioblastoma multiforme ［J］. Neurrosurg Clin
N Am，2017，28（3）：407-428.

［24］FOGH S E，ANDREWS D W，GLASS J，et al. Hypofractionated stereotactic radiation therapy：an effective ther-
apy for recurrent high-grade gliomas ［J］. J Clin Oncol，2010，28（18）：3053-3084.

［25］CABRERA A R，CUNEO K C，DESJARDINS A，et al. Concurrent stereotactic radiosurgery and bevacizumab in
recurrent malignant gliomas：a prospective trial ［J］. Int J Radiat Oncol Biol Phys，2013，86（5）：873-879.

［26］LAWRENCE Y R，L I XA，E L NAQA I，et al. Radiation dose-volume effects in the brain ［J］. Int J Radiat On-
col Biol Phys，2020，76（3 Suppl）：S20-27.

［27］BOOTHE D，YOUNG R，YAMADA Y，et al. Bevacizumab as a treatment for radiation necrosis of brain metasta-
ses post stereotactic radiosurgery ［J］. Neuro Oncol，2013，15（9）：1257-1263.

［28］MINNITI G，AGOLLI L，FALCO T，et al. Hypofractionated stereotactic radiotherapy in combination with bev-
acizumab or fotemustine for patients with progressive malignant gliomas ［J］. Neuro Oncol，2015，122（3）：559-
566.

［29］KESARI S，SCHIFF D，DRAPPATZ J，et al. Phase Ⅱ study of protracted daily temozolomide for low-grade glio-
mas in adults ［J］. Clin Cancer Res，2009，15（1）：330-337.

［30］TRIEBELS V H，TAPHOORN M J，BRANDES A A，et al. Salvage PCV chemotherapy for temozolomide-resist-
ant oligodendrogliomas ［J］. Neurology，2004，63（5）：904-906.

［31］MASSIMINO M，SPREAFICO F，RIVA D，et al. A lower-dose，lower-toxicity cisplatin-etoposide regimen for
childhood progressive low-grade glioma ［J］. J Neuro Oncol，2010，100（1）：65-71.

［32］PERRY J R，BELANGER K，MASON W P，et al. Phase Ⅱ trial of continuous dose intense temozolomide in re-
current malignant glioma：RESCUE study ［J］. J Clin Oncol，2010，28（12）：2051-2057.

［33］WICK W，PUDUVALLI V K，CHAMBERLAIN M C，et al. Phase Ⅲ study of enzastaurin compared with lomus-
tine in the treatment of recurrent intracranial glioblastoma ［J］. J Clin Oncol，2010，28（7）：1168-1174.

［34］NORDEN A D，YOUNG G S，SETAYESH K，et al. Bevacizumab for recurrent malignant gliomas：efficacy，
toxicity，and patterns of recurrence ［J］. Neurolgy，2008，70（10）：779-787.

［35］FULTON D，URTASUN R，FORSYTH P. Phase Ⅱ study of prolonged oral therapy with etoposide（VP16）for
patients with recurrent malignant glioma ［J］. J Neuro oncol，1996，27（2）：149-155.

［36］FRIEDMAN H S，PRADOS M D，WEN P Y，et al. Bevacizumab alone and in combination with irinotecan in re-
current glioblastoma ［J］. J Clin Oncol，2009，27（28）：4733-4740.

［37］YUNG W K，ALBRIGHT R E，OLSON J，et al. A phase Ⅱ study of temozolomide vs procarbazine in patients with glioblastoma multiforme at first relapse [J]. Br J Cancer, 2000, 83 (5): 588 - 593.

[38] LOMBARDI G, DE SALVO G L, BRANDES A A, et al. Regorafenib compared with lomustine in patients with relapsed glioblastoma (REGOMA): a multicentre, open-label, randomized, controlled, phase 2 trial [J]. Lancet Oncol, 2019, 20 (1): 110 - 119.

[39] SUN M Z, OH T, IVAN M E, et al. Survival impact of time to initiation of chemoradiotherapy after resection of newly diagnosed glioblastoma [J]. J Neurosurg, 2015, 122 (5): 1144 - 1150.

[40] MERCHANT T E, KUN L E, WU S, et al. Phase II trial of conformal radiation therapy for pediatric low-grade glioma [J]. J Clin Oncol, 2009, 27 (22): 3598 - 3604.

[41] CABRERA A R, KIRKPATRICK J P, FIVEASH J B, et al. Radiation therapy for glioblastoma: executive summary of an American society for radiation oncology evidence-based clinical practice guideline [J]. Pract Radiat Oncol, 2016, 6 (4): 217 - 225.

[42] CHANG E L, AKYUREK S, AVALOS T, et al. Evaluation of peritumoral edema in the delineation of radiotherapy clinical target volumes for glioblastoma [J]. Int J Radiat Oncol Biol Phys, 2007, 68 (1): 144 - 150.

[43] GILBERT M R, WANG M, ALDAPE K D, et al. Dose-dense temozolomide for newly diagnosed glioblastoma: a randomized phase III clinical trial [J]. J Clin Oncol, 2013, 31 (32): 4085 - 4091.

[44] STUPP R, MASON W P, VAN DEN BENT M J, et al. Radiotherapy plus concomitant and adjuvant temozolomide for glioblastoma [J]. NEngl Med, 2005, 352 (10): 987 - 996.

[45] HEGI M E, DISERENS A C, GORLIA T, et al. MGMT gene silencing and benefit from temozolomide in glioblastoma [J]. N Engl J Med, 2005, 352 (10): 997 - 1003.

[46] VAN DEN BENT M J, BRANDES AA, TAPHOORN M J, et al. Adjuvant procarbazine, lomustine, and vincristine chemotherapy in newly diagnosed anaplastic oligodendroglioma: long-term follow up of EORTC brain tumor group study 26951 [J]. J Clin Oncol, 2013, 31 (3): 344 - 350.

[47] CAIRNCROSS G, WANG M, SHAW E, et al. Phase III trial of chemoradiotherapy for anaplastic oligodendroglioma: long-term results of RTOG 9402 [J]. J Clin Oncol, 2013, 31 (3): 337 - 343.

[48] Intergroup Radiation Therapy Oncology Group Trial 9402, CAIRNCROSS G, BERKEY B, et al. Phase III trial of chemotherapy plus radiotherapy compared with radiotherapy alone for pure and mixed anaplastic oligodendroglioma: intergroup radiation therapy oncology group trial 9402 [J]. J Clin Oncol, 2006, 24 (18): 2707 - 2714.

[49] YANG P, CAI J, YAN W, et al. Classification based on mutations of TERT promoter and IDH characterizes subtypes in grade II / III gliomas [J]. Neuro Oncol, 2016, 18 (8): 109 - 1108.

[50] DANIELS T B, BROWN P D, FELTEN S J, et al. Validation of EORTC prognostic factors for adults with low-grade glioma: a resport using intergroup 86 - 72 - 51 [J]. Int J Radiat Oncol Biol Phys, 2011, 81 (1): 218 - 224.

[51] NABORS L B, PORTNOW J, A MMIRATI M, et al. NCCN guidelines insights: central nervous system cancers, version 1. 2017 [J]. J Natl Compr Canc Netw, 2017, 15 (11): 1331 - 1345.

[52] SHAW E G, BERKEY B, COONS S W, et al. Recurrence following neurosurgeon-determined gross-total resection of adult supratentorial low-grade glioma: result of a prospective clinical trial [J]. J Neurosurg, 2008, 109 (5): 835 - 841.

[53] SHEWE, ARUSELL R, SCHEITHAUER B, et al. Prospective randomized trial of low-grade glioma: initial report of a North Central Cancer Treatment Group/Radiation Therapy Oncology Group/Eastern Cooperative Oncology Group study [J]. J Clin Oncol, 2002, 20 (9): 2267 - 2276.

[54] LIU Y, LI Y, WANG P, et al. High-dose radiotherapy in newly diagnosed low-grade gliomas with nonmethylated O (6)-methylguanine DNA meth yltransferase [J]. Radiat Oncol, 2021, 16 (1): 157.

[55] LIU Y, LIU S, LI G, et al. Association of high-dose Radiotherapy with improved survival in patients with newly diagnosed low-grade gliomas [J]. Cancer, 2022, 128 (5): 1085 - 1092.

[56] KLEIN M, HEIMANS J J, AARONSON NK, et al. Effect of radiotherapy and other treatment-related factors on mid-term to long-term cognitive sequelae in low-grade gliomas: a comparative study [J]. Lancet, 2002, 360 (9343): 1361 - 1368.

[57] FOGH S E，ANDREWS D W，GLASS J，et al. Hypofractionated stereotactic radiationtherapy：an effective thera-py for recurrent high-grade gliomas [J]. J Clin Oncol，2010，28（18）：3048－3053.

[58] LAWRENCE Y R，LI X A，EL NAQA I，et al. Radiation dose-volume effects in the brain [J]. Int JR Radiat Oncol Biol Phys，2010，76（3 Suppl）：S20－27.

[59] ROBERTW，RANDGABRIELA. On "Recurrent Malignant Gliomas Treated with Radiosurgery" [J]. Journal of Radiosurgery，1999，2（3）：119－125.

[60] GUTIN P H，IWAMOTO F M，BEAL K，et al. Safety and Efficacy of Bevacizumab With Hypofractionated Ster-eotactic Irradiation for Recurrent Malignant Gliomas [J]. 2009，75（1）：156－163.

[61] SCHALPER K A，RODRIGUEZ-RUIZ M E，DIEZ-VALLE R，et al. Neoadjuvant nivolumab modifies the tumor immune microenvironment in resectable glioblastoma [J]. Nature medicine，2019，25（3）：470－476.

[62] CLOUGHESY T F，MOCHIZUKI A Y，ORPILLA J R，et al. Neoadjuvanti-PD-1 immunotherapy promotes a survival benefit with intratumoral and systemic immune responses in recurrentglioblastoma [J]. Nat Med，2019，25（3）：477－486.

[63] CHEN D，LI G，JI C，et al. Enhanced B7-H4 expression in gliomas with low PD-L1 expression identifies super-coldtumors [J]. J Immunother Cancer，2020，8（1）：e000154.

[64] BARRESI V，SIMBOLO M，MAFFICINI A，et al. Ultra-mutation inIDH wild-type glioblastomas of patients younger than 55 yearsis associated with defective mismatch repair，microsatelliteinstability，and giant cell enrich-ment [J]. Cancers（Basel），2019，11（9）：1279.

[65] SONG E，MAO T，DONG H，et al. VEGF-C-driven lymphatic drainage enables immunosurveillance of brain tumours [J]. Nature，2020，577（7792）：689－694.

[66] HU X，DENG Q，MA L，et al. Meningeal lymphatic vessels regulate brain tumor drainage and immunity [J]. Cell research，2020，30（3）：229－243.

[67] 中国医师协会脑胶质瘤专业委员会，上海市抗癌协会神经肿瘤分会. 中国中枢神经系统胶质瘤免疫和靶向治疗专家共识（第二版）[J]. 中华医学杂志，2020，100（43）：3388－3396.

[68] CHEN D S，MELLMAN I. Oncology meets immunology：thecancer-immunity cycle [J]. Immunity，2013，39（1）：1－10.

[69] BARBARO M，FINE H A，MAGGE R S.，et al. Foundations of Neuro-Oncology：A Multidisciplinary Approach [J]. World Neurosurg，2021，51（0）：392－401.

[70] STUPP R，WONG E T，KANNER A A，et al. NovoTTF-100A versusphysician's choice chemotherapy in recur-rent glioblastoma：arandomised phase Ⅲ trial of a novel treatment modality [J]. Eur J Cancer，2012，48（14）：2192－2202.

[71] KANNER A A，WONG E T，VILLANO J L，et al. Post Hoc analyses ofintention-to-treat population in phase Ⅲ comparison ofNovoTTF-100A™ system versus best physician's choicechemotherapy [J]. Semin Oncol，2014，41 Suppl 6：S25－S34.

[72] STUPP R，TAILLIBERT S，KANNER A，et al. Effect of tumor-treatingfields plus maintenance temozolomide vs maintenancetemozolomide alone on survival in patients with glioblastoma：a randomized clinical trial [J]. JA-MA，2017，318（23）：2306－2316.

[73] CHEN Q Y，WEN Y F，GUO L，et al. Concurrent chemoradiotherapy vs radiotherapy alone in stage Ⅱ nasopha-ryngeal carcinoma：phase Ⅲ randomized trial [J]. Journal of the National Cancer Institute，2011，103（23）：1761－1770.

[74] WU F，WANG R，LU H，et al. Concurrent chemoradiotherapy in locoregionally advanced nasopharyngeal carcino-ma：treatment outcomes of a prospective，multicentric clinical study [J]. Radiotherapy and oncology：journal of the European Society for Therapeutic Radiology and Oncology，2014，112（1）：106－111.

[75] YANG Y，QU S，LI J，et al. Camrelizumab versus placebo in combination with gemcitabine and cisplatin as first-line treatment for recurrent or metastatic nasopharyngeal carcinoma（CAPTAIN-1st）：a multicentre，randomised，double-blind，phase 3 trial [J]. The Lancet Oncology，2021，22（8）：1162－1174.

[76] MAI H Q，CHEN Q Y，CHEN D，et al. Toripalimab or placebo plus chemotherapy as first-line treatment in ad-

vanced nasopharyngeal carcinoma：a multicenter randomized phase 3 trial［J］．Nature medicine，2021，27（9）：1536-1543．

［77］ SHARABI A B，NIRSCHL C J，KOCHEL C M，et al．Stereotactic Radiation Therapy Augments Antigen-Specific PD-1-Mediated Antitumor Immune Responses via Cross-Presentation of Tumor Antigen［J］．Cancer immunology research，2015，3（4）：345-355．

［78］ DEMARIA S，GOLDEN E B，FORMENTI S C．Role of Local Radiation Therapy in Cancer Immunotherapy［J］．JAMA oncology，2015，1（9）：1325-1332．

［79］ WEICHSELBAUM R R，LIANG H，DENG L，et al．Radiotherapy and immunotherapy：a beneficial liaison？［J］．Nature reviews Clinical oncology，2017，14（6）：365-379．

［80］ LIN J，GUO Q，GUO Z，et al．Stereotactic body radiotherapy extends the clinical benefit of PD-1 inhibitors in refractory recurrent/metastatic nasopharyngeal carcinoma［J］．Radiation oncology（London，England），2022，17（1）：117．

［81］ 中国鼻咽癌临床分期工作委员会．2010 鼻咽癌调强放疗靶区及剂量设计指引专家共识［J］．中华放射肿瘤学杂志，2011，20（004）：267-269．

［82］ AHN Y C，LEE K C，KIM D Y，et al．Fractionated stereotactic radiation therapy for extracranial head and neck tumors［J］．International journal of radiation oncology，biology，physics，2000，48（2）：501-505．

［83］ CHANG S D，TATE D J，GOFFINET D R，et al．Treatment of nasopharyngeal carcinoma：sterectactic radiosurgical boost following fractionated radiotherapy［J］．Stereotactic and functional neurosurgery，1999，73（1-4）：64-67．

［84］ CHEN Y P，ISMAILA N，CHUA M L K，et al．Chemotherapy in Combination With Radiotherapy for Definitive-Intent Treatment of Stage Ⅱ-ⅣA Nasopharyngeal Carcinoma：CSCO and ASCO Guideline［J］．Journal of clinical oncology：official journal of the American Society of Clinical Oncology，2021，39（7）：840-859．

［85］ CHUA D T，SHAM J S，HUNG K N，et al．Salvage treatment for persistent and recurrent T_{1-2} nasopharyngeal carcinoma by stereotactic radiosurgery［J］．Head & neck，2001，23（9）：791-798．

［86］ CHUA D T，SHAM J S，KWONG P W，et al．Linear accelerator-based stereotactic radiosurgery for limited，locally persistent，and recurrent nasopharyngeal carcinoma：efficacy and complications［J］．International journal of radiation oncology，biology，physics，2003，56（1）：177-183．

［87］ DIZMAN A，COSKUN-BREUNEVAL M，ALTINISIK-INAN G，et al．Reirradiation with robotic stereotactic body radiotherapy for recurrent nasopharyngeal carcinoma［J］．Asian Pacific journal of cancer prevention：APJCP，2014，15（8）：3561-3566．

［88］ HANNA G G，MURRAY L，PATEL R，et al．UK Consensus on Normal Tissue Dose Constraints for Stereotactic Radiotherapy［J］．Clinical oncology（Royal College of Radiologists（Great Britain）），2018，30（1）：5-14．

［89］ HARA W，LOO B W，J R．GOFFINET D R，et al．Excellent local control with stereotactic radiotherapy boost after external beam radiotherapy in patients with nasopharyngeal carcinoma［J］．International journal of radiation oncology，biology，physics，2008，71（2）：393-400．

［90］ KUNG S W，WU V W，KAM M K，et al．Dosimetric comparison of intensity-modulated stereotactic radiotherapy with other stereotactic techniques for locally recurrent nasopharyngeal carcinoma［J］．International journal of radiation oncology，biology，physics，2011，79（1）：71-79．

［91］ LE Q T，TATE D，KOONG A，et al．Improved local control with stereotactic radiosurgical boost in patients with nasopharyngeal carcinoma［J］．International journal of radiation oncology，biology，physics，2003，56（4）：1046-1054．

［92］ LEE A W M，NG W T，CHAN J Y W，et al．Management of locally recurrent nasopharyngeal carcinoma［J］．Cancer treatment reviews，2019，79：101-890．

［93］ LEUNG T W，WONG V Y，TUNG S Y．Stereotactic radiotherapy for locally recurrent nasopharyngeal carcinoma［J］．International journal of radiation oncology，biology，physics，2009，75（3）：734-741．

［94］ LIU F，XIAO J P，XU G Z，et al．Fractionated stereotactic radiotherapy for 136 patients with locally residual nasopharyngeal carcinoma［J］．Radiation oncology（London，England），2013，8：157．

［95］ LIU F，XIAO J P，XU Y J，et al. Fractionated stereotactic radiotherapy with vagina carotica protection technique for local residual nasopharyngeal carcinoma after primary radiotherapy ［J］. Chinese medical journal，2012，125 (14)：2525 - 2529.

［96］ NEWTON E，VALENZUELA D，FOLEY J，et al. Outcomes for the treatment of locoregional recurrent nasopharyngeal cancer：Systematic review and pooled analysis ［J］. Head & neck，2021，43 (12)：3979 - 3995.

［97］ NG W T，SOONG Y L，AHN Y C，et al. International Recommendations on Reirradiation by Intensity Modulated Radiation Therapy for Locally Recurrent Nasopharyngeal Carcinoma ［J］. International journal of radiation oncology，biology，physics，2021，110 (3)：682 - 695.

［98］ OZYIGIT G，CENGIZ M，YAZICI G，et al. A retrospective comparison of robotic stereotactic body radiotherapy and three-dimensional conformal radiotherapy for the reirradiation of locally recurrent nasopharyngeal carcinoma ［J］. International journal of radiation oncology，biology，physics，2011，81 (4)：e263 - e268.

［99］ PAI P C，CHUANG C C，WEI K C，et al. Stereotactic radiosurgery for locally recurrent nasopharyngeal carcinoma ［J］. Head & neck，2002，24 (8)：748 - 753.

［100］ POH S S，SOONG Y L，SO M M A T K，et al. Retreatment in locally recurrent nasopharyngeal carcinoma：Current status and perspectives ［J］. Cancer communications (London，England)，2021，41 (5)：361 - 370.

［101］ QIU S，LIN S，THAM I W，et al. Intensity-modulated radiation therapy in the salvage of locally recurrent nasopharyngeal carcinoma ［J］. International journal of radiation oncology，biology，physics，2012，83 (2)：676 - 683.

［102］ SEO Y，YOO H，YOO S，et al. Robotic system-based fractionated stereotactic radiotherapy in locally recurrent nasopharyngeal carcinoma ［J］. Radiotherapy and oncology：journal of the European Society for Therapeutic Radiology and Oncology，2009，93 (3)：570 - 574.

［103］ TATE D J，ADLER J R. CHANG S D，et al. Stereotactic radiosurgical boost following radiotherapy in primary nasopharyngeal carcinoma：impact on local control ［J］. International journal of radiation oncology，biology，physics，1999，45 (4)：915 - 921.

［104］ WU S X，CHUA D T，DENG M L，et al. Outcome of fractionated stereotactic radiotherapy for 90 patients with locally persistent and recurrent nasopharyngeal carcinoma ［J］. International journal of radiation oncology，biology，physics，2007，69 (3)：761 - 769.

［105］ XIAO J，XU G，MIAO Y. Fractionated stereotactic radiosurgery for 50 patients with recurrent or residual nasopharyngeal carcinoma ［J］. International journal of radiation oncology，biology，physics，2001，51 (1)：164 - 170.

［106］ 林少俊，陈晓钟，李金高，等. 复发鼻咽癌治疗专家共识 ［J］. 中华放射学肿瘤杂志，2018，27 (1)：7.

［107］ 余洪猛，陈明远，邱前辉. 鼻咽癌外科治疗专家共识 ［J］. 肿瘤，2022，42 (7)：15.

［108］ 中国医师协会放射肿瘤治疗医师分会，中华医学会放射肿瘤治疗学分会. 中国鼻咽癌放射治疗指南 (2020 版) ［J］. 中华肿瘤防治杂志，2021，3：28.

［109］ 中国医师协会放射肿瘤治疗医师分会，中华医学会放射肿瘤治疗学分会. 中国鼻咽癌放射治疗指南 (2022 版) ［J］. 中华肿瘤防治杂志，2022，9：29.

［110］ 赫捷，吴一龙，高树庚，等. 原发性肺癌诊疗指南 (2022 年版) ［J］. 中国合理用药探索，2022，19 (9)：28.

［111］ 中国医师协会肿瘤医师分会，中国医疗保健国际交流促进会肿瘤内科分会. Ⅳ期原发性肺癌中国治疗指南 (2023 年版) ［J］. 中国综合临床，2023，39 (03)：161 - 190.

［112］ 钟润波，王奕洋，韩宝惠，等.《中华医学会肺癌临床诊疗指南 (2022 版)》解读 ［J］. 中国胸心血管外科临床杂志，2022.

［113］ 王绿化，傅小龙，陈明，等. 放射性肺损伤的诊断及治疗 ［J］. 中华放射肿瘤学杂志，2015，24 (1)：6.

［114］ 中国医疗保健国际交流促进会胸部肿瘤分会，中国肿瘤放射治疗联盟. 放射相关性肺炎中国专家诊治共识 ［J］. 中华肿瘤防治杂志，2022，29 (14)：8.

［115］ TIMMERMAN R，PAULUS R，GALVIN J，et al. Stereotactic body radiation therapy for inoperable early stage lung cancer ［J］. JAMA，2010，303 (11)：1070 - 1076.

［116］ BEZJAK A，PAULUS R，GASPAR L E，et al. Safety and Efficacy of a Five-Fraction Stereotactic Body Radiotherapy Schedule for Centrally Located Non-Small-Cell Lung Cancer: NRG Oncology/RTOG 0813 Trial [J]. J Clin Oncol, 2019, 37 (15): 1316 - 1325.

[117] RAMAN S, YAU V, PINEDA S, et al. Ultracentral Tumors Treated With Sterectactic Body Radiotherapy: Single-Institution Experience [J]. Clin Lung Cancer, 2018, 19 (5): e803 - e810.

[118] CHAUDHURI A A, TANG C, BINKLEY M S, et al. Stereotactic ablative radiotherapy (SABR) for treatment of central and ultra-central lung tumors [J]. Lung Cancer, 2015, 89 (1): 50 - 56.

[119] LENGLET A, CAMPEAU M P, MATHIEU D, et al. Risk-adapted stereotactic ablative radiotherapy for central and ultra-central lung tumours [J]. Radiother Oncol, 2019, 134: 178 - 184.

[120] GUCKENBERGER M, WULF J, MUELLER G, et al. Dose-response relationship for image-guided stereotactic body radiotherapy of pulmonary tumors: relevance of 4D dose calculation [J]. Int J Radiat Oncol Biol Phys, 2009, 74 (1): 47 - 54.

[121] ONISHI H, SHIRATO H, NAGATA Y, et al. Hypofractionated stereotactic radiotherapy (HypoFXSRT) for stage I non-small cell lung cancer: updated results of 257 patients in a Japanese multi-institutional study [J]. J Thorac Oncol, 2007, 2 (7 Suppl 3): S94 - S100.

[122] TIMMERMAN R, MCGARRY R, YIANNOUTSOS C, et al. Excessive toxicity when treating central tumors in a phase II study of stereotactic body radiation therapy for medically inoperable early-stage lung cancer [J]. J Clin Oncol, 2006, 24 (30): 4833 - 4839.

[123] LAGERWAARD F J, HAASBEEK C J, SMIT E F, et al. Outcomes of risk-adapted fractionated stereotactic radiotherapy for stage I non-small-cell lung cancer [J]. Int J Radiat Oncol Biol Phys, 2008, 70 (3): 685 - 692.

[124] BAUMANN P, NYMAN J, HOYER M, et al. Outcome in a prospective phase II trial of medically inoperable stage I non-small-cell lung cancer patients treated with stereotactic body radiotherapy [J]. J Clin Oncol, 2009, 27 (20): 3290 - 3296.

[125] CHANG J Y, LI Q Q, XU Q Y, et al. Stereotactic ablative radiation therapy for centrally located early stage or isolated parenchymal recurrences of non-small cell lung cancer: how to fly in a "no fly zone" [J]. Int J Radiat Oncol Biol Phys, 2014, 88 (5): 1120 - 1128.

[126] ZHAO Y, KHAWANDANH E, THOMAS S, et al. Outcomes of stereotactic body radiotherapy 60 Gy in 8 fractions when prioritizing organs at risk for central and ultracentral lung tumors [J]. Radiat Oncol, 2020, 15 (1): 61.

[127] MENG M B, WANG H H, ZAORSKY N G, et al. Risk-adapted stereotactic body radiation therapy for central and ultra-central early-stage inoperable non-small cell lung cancer [J]. Cancer Sci, 2019, 110 (11): 3553 - 3564.

[128] CHANG J Y, MEHRAN R J, FENG L, et al. Stereotactic ablative radiotherapy for operable stage I non-small-cell lung cancer (revised STARS): long-term results of a single-arm, prospective trial with prespecified comparison to surgery [J]. Lancet Oncol, 2021, 22 (10): 1448 - 1457.

[129] UEKI N, MATSUO Y, TOGASHI Y, et al. Impact of pretreatment interstitial lung disease on radiation pneumonitis and survival after stereotactic body radiation therapy for lung cancer [J]. J Thorac Oncol, 2015, 10 (1): 116 - 125.

[130] MODH A, RIMNER A, WILLIAMS E, et al. Local control and toxicity in a large cohort of central lung tumors treated with stereotactic body radiation therapy [J]. Int J Radiat Oncol Biol Phys, 2014, 90 (5): 1168 - 1176.

[131] CHANG J Y, LIN S H, DONG W, et al. Stereotactic ablative radiotherapy with or without immunotherapy for early-stage or isolated lung parenchymal recurrent node-negative non-small-cell lung cancer: an open-label, randomised, phase 2 trial [J]. Lancet, 2023, 402 (10405): 871 - 881.

[132] ZENG Z C, SEONG J, YOON S M, et al. Consensus on Stereotactic Body Radiation Therapy for Small-Sized Hepatocellular Carcinoma at the 7th Asia-Pacific Primary Liver Cancer Expert Meeting [J]. Liver cancer, 2017, 6 (4): 264 - 274.

[133] KANG J K, KIM M S, CHO C K, et al. Stereotactic body radiation therapy for inoperable hepatocellular carcinoma as a local salvage treatment after incomplete transarterial chemoembolization [J]. Cancer, 2012, 118 (21): 5424 - 5431.

[134] BUJOLD A，MASSEY C A，KIM J J，et al. Sequential phase Ⅰ and Ⅱ trials of stereotactic body radiotherapy for locally advanced hepatocellular carcinoma [J]. Journal of clinical oncology：official journal of the American Society of Clinical Oncology，2013，31（13）：1631－1639.

[135] LEE D S，WOO J Y，KIM J W，et al. Re-Irradiation of Hepatocellular Carcinoma：Clinical Applicability of Deformable Image Registration [J]. Yonsei medical journal，2016，57（1）：41－49.

[136] BENEDICT S H，YENICE K M，FOLLOWILL D，et al. Stereotactic body radiation therapy：the report of AAPM Task Group 101 [J]. Medical physics，2010，37（8）：4078－4101.

[137] FINN R S，QIN S，IKEDA M，et al. Atezolizumab plus Bevacizumab in Unresectable Hepatocellular Carcinoma [J]. The New England journal of medicine，2020，382（20）：1894－1905.

[138] FINN RS，QIN S，IKEDA M，et al. IMbrave150：Updated overall survival（OS）data from a global，randomized，open-label phase Ⅲ study of atezolizumab（atezo）＋ bevacizumab（bev）versus sorafenib（sor）in patients （pts）with unresectable hepatocellular carcinoma（HCC）[J]. 2021，39（3 suppl）：267－278.

[139] REN Z，XU J，BAI Y，et al. Sintilimab plus a bevacizumab biosimilar（IBI305）versus sorafenib in unresectable hepatocellular carcinoma（ORIENT-32）：a randomised，open-label，phase 2－3 study [J]. The Lancet Oncology，2021，22（7）：977－990.

[140] JIANG J，DIAZ D A，NUGURU S P，et al. Stereotactic Body Radiation Therapy（SBRT）Plus Immune Checkpoint Inhibitors（ICI）in Hepatocellular Carcinoma and Cholangiocarcinoma [J]. Cancers，2022，15（1）：50.

[141] KREIDIEH M，ZEIDAN YH，SHAMSEDDINE A. The Combination of Stereotactic Body Radiation Therapy and Immunotherapy in Primary Liver Tumors [J]. Journal of oncology，20192019：4304817.

[142] NOY R，POLLARD J W. Tumor-associated macrophages：from mechanisms to therapy [J]. Immunity，2014，41（1）：49－61.

[143] DOVEDI S J，ADLARD A L，LIPOWSKA-BHALLA G，et al. Acquired resistance to fractionated radiotherapy can be overcome by concurrent PD-L1 blockade [J]. Cancer research，2014，74（19）：5458－5468.

[144] CHIANG C L，CHIU K W，LEE F A，et al. Combined Stereotactic Body Radiotherapy and Immunotherapy Versus Transarterial Chemoembolization in Locally Advanced Hepatocellular Carcinoma：A Propensity Score Matching Analysis [J]. Frontiers in oncology，2021，11：798832.

[145] XIANG Y J，WANG K，ZHENG Y T，et al. Effects of Stereotactic Body Radiation Therapy Plus PD-1 Inhibitors for Patients With Transarterial Chemoembolization Refractory [J]. Frontiers in oncology，2022，12：839605.

[146] CHEN Y，HONG H，FANG W，et al. Toripalimab in combination with Anlotinib for unresectable hepatocellular carcinoma after SBRT：A prospective，single-arm，single-center clinical study [J]. Frontiers in oncology，2023，13：1113389.

[147] JULOORI A，KATIPALLY R R，LEMONS J M，et al. Phase 1 Randomized Trial of Stereotactic Body Radiation Therapy Followed by Nivolumab plus Ipilimumab or Nivolumab Alone in Advanced/Unresectable Hepatocellular Carcinoma [J]. International journal of radiation oncology，biology，physics，2023，115（1）：202－213.

[148] 中华医学会外科学分会胰腺外科学组. 中国胰腺癌诊治指南（2021）[J]. 中国实用外科杂志，2021，41（7）：721－734.

[149] BURKOŇ P，TRNA J，SLÁVIK M，et al. Stereotactic Body Radiotherapy（SBRT）of Pancreatic Cancer-A Critical Review and Practical Consideration [J]. Biomedicines，2022，10（10）：2480.

[150] TCHELEBI L T，LEHRER E J，TRIFILETTI D M，et al. Conventionally fractionated radiation therapy versus stereotactic body radiation therapy for locally advanced pancreatic cancer（CRiSP）：An international systematic review and meta-analysis [J]. Cancer，2020，126（10）：2120－2131.

[151] 国家卫生健康委办公厅. 胰腺癌诊疗指南（2022 年版）[J]. 临床肝胆病杂志，2022，38（5）：1006－1015.

[152] OAR A，LEE M，LE H，et al. Australasian Gastrointestinal Trials Group（AGITG）and Trans-Tasman Radiation Oncology Group（TROG）Guidelines for Pancreatic Stereotactic Body Radiation Therapy（SBRT）[J]. Practical radiation oncology，2020，10（3）：e136－e146.

[153] 中国抗癌协会胰腺癌专业委员会. 中国胰腺癌综合诊治指南（2020 版）[J]. 中华外科杂志，2021，59（2）：81－100.

［154］ GUSTAVO C L GÖSSLING，DAVID B ZHEN，VENU G PILLARISETTY，et al. Combination immunotherapy for pancreatic cancer: challenges and future considerations ［J］. Expert review of clinical immunology，2022，18 (11): 1173 - 1186.

［155］ INNA M CHEN，JULIA S JOHANSEN，SUSANN THEILE，et al. Randomized Phase Ⅱ Study of Nivolumab With or Without Ipilimumab Combined With Stereotactic Body Radiotherapy for Refractory Metastatic Pancreatic Cancer (CheckPAC) ［J］. Journal of clinical oncology: official journal of the American Society of Clinical Oncology，2022，40 (27): 3180 - 3189.

［156］ XIAOFEI ZHU，YANGSEN CAO，WENYU LIU，et al. Stereotactic body radiotherapy plus pembrolizumab and trametinib versus stereotactic body radiotherapy plus gemcitabine for locally recurrent pancreatic cancer after surgical resection: an open-label，randomised，controlled，phase 2 trial ［J］. The Lancet Oncology，2022，23 (3): e105 - e115.

［157］ FITZMAURICE C，ALLEN C，BARBER R M，et al. Global，Regional，and National Cancer Incidence，Mortality，Years of Life Lost，Years Lived With Disability，and Disability-Adjusted Life-years for 32 Cancer Groups，1990 to 2015: A Systematic Analysis for the Global Burden of Disease Study ［J］. JAMA oncology，2017，3 (4): 524 - 548.

［158］ SIEGEL R L，MILLER K D，FUCHS H E，et al. Cancer statistics，2022 ［J］. CA: a cancer journal for clinicians，2022，72 (1): 7 - 33.

［159］ DEARNALEY D，SYNDIKUS I，MOSSOP H，et al. Conventional versus hypofractionated high-dose intensity-modulated radiotherapy for prostate cancer: 5-year outcomes of the randomised，non-inferiority，phase 3 CHHiP trial ［J］. The Lancet Oncology，2016，17 (8): 1047 - 1060.

［160］ LEE W R，DIGNAM J J，AMIN M B，et al. Randomized Phase Ⅲ Noninferiority Study Comparing Two Radiotherapy Fractionation Schedules in Patients With Low-Risk Prostate Cancer ［J］. Journal of clinical oncology: official journal of the American Society of Clinical Oncology，2016，34 (20): 2325 - 2332.

［161］ CATTON C N，LUKKA H，GU C S，et al. Randomized Trial of a Hypofractionated Radiation Regimen for the Treatment of Localized Prostate Cancer ［J］. Journal of clinical oncology: official journal of the American Society of Clinical Oncology，2017，35 (17): 1884 - 1890.

［162］ BRAND D H，TREE A C，OSTLER P，et al. Intensity-modulated fractionated radiotherapy versus stereotactic body radiotherapy for prostate cancer (PACE-B): acute toxicity findings from an international，randomised，open-label，phase 3，non-inferiority trial ［J］. The Lancet Oncology，2019，20 (11): 1531 - 1543.

［163］ WIDMARK A，GUNNLAUGSSON A，BECKMAN L，et al. Ultra-hypofractionated versus conventionally fractionated radiotherapy for prostate cancer: 5-year outcomes of the HYPO-RT-PC randomised，non-inferiority，phase 3 trial ［J］. Lancet (London，England)，2019，394 (10196): 385 - 395.

［164］ ZELEFSKY M J，CHAN H，HUNT M，et al. Long-term outcome of high dose intensity modulated radiation therapy for patients with clinically localized prostate cancer ［J］. The Journal of urology，2006，176 (4 Pt 1): 1415 - 1419.

［165］ LARDAS M，LIEW M，VAN DEN BERGH R C，et al. Quality of Life Outcomes after Primary Treatment for Clinically Localised Prostate Cancer: A Systematic Review ［J］. European urology，2017，72 (6): 869 - 885.

［166］ KANTOFF P W，HIGANO C S，SHORE N D，et al. Sipuleucel-T immunotherapy for castration-resistant prostate cancer ［J］. The New England journal of medicine，2010，363 (5): 411 - 422.

［167］ ANTONARAKIS E S，PIULATS J M，GROSS-GOUPIL M，et al. Pembrolizumab for Treatment-Refractory Metastatic Castration-Resistant Prostate Cancer: Multicohort，Open-Label Phase Ⅱ KEYNOTE-199 Study ［J］. J Clin Oncol，2020，38 (5): 395 - 405.

［168］ BEER T M，KWON E D，DRAKE C G，et al. Randomized，Double-Blind，Phase Ⅲ Trial of Ipilimumab Versus Placebo in Asymptomatic or Minimally Symptomatic Patients With Metastatic Chemotherapy-Naive Castration-Resistant Prostate Cancer ［J］. Journal of clinical oncology: official journal of the American Society of Clinical Oncology，2017，35 (1): 40 - 47.

［169］ SHARMA P，PACHYNSKI R K，NARAYAN V，et al. Nivolumab Plus Ipilimumab for Metastatic Castration-

Resistant Prostate Cancer: Preliminary Analysis of Patients in the CheckMate 650 Trial [J]. Cancer cell, 2020, 38 (4): 489-993.

[170] ELIA A R, CAPUTO S, BELLONE M. Immune Checkpoint-Mediated Interactions Between Cancer and Immune Cells in Prostate Adenocarcinoma and Melanoma [J]. Frontiers in immunology, 2018, 9: 1786.

[171] HEGDE P S, CHEN D S. Top 10 Challenges in Cancer Immunotherapy [J]. Immunity, 2020, 52 (1): 17-35.

[172] OCHOA DE OLZA M, NAVARRO RODRIGO B, ZI MMERMANN S, et al. Turning up the heat on non-immunoreactive tumours: opportunities for clinical development [J]. The Lancet Oncology, 2020, 21 (9): e419-e430.

[173] OCHOA DE OLZA M, BOURHIS J, IRVING M, et al. High versus low dose irradiation for tumor immune reprogramming [J]. Current opinion in biotechnology, 2020, 65: 268-283.

[174] POSTOW M A, CALLAHAN M K, BARKER C A, et al. Immunologic correlates of the abscopal effect in a patient with melanoma [J]. The New England journal of medicine, 2012, 366 (10): 925-931.

[175] FORMENTI S C, RUDQVIST N P, GOLDEN E, et al. Radiotherapy induces responses of lung cancer to CTLA-4 blockade [J]. Nature medicine, 2018, 24 (12): 1845-1851.

[176] VANPOUILLE-BOX C, ALARD A, ARYANKALAYIL M J, et al. DNA exonuclease Trex1 regulates radiotherapy-induced tumour immunogenicity [J]. Nature communications, 2017, 8: 15618.

[177] OBEID M, PANARETAKIS T, JOZA N, et al. Calreticulin exposure is required for the immunogenicity of gamma-irradiation and UVC light-induced apoptosis [J]. Cell death and differentiation, 2007, 14 (10): 1848-1850.

[178] KWON E D, DRAKE C G, SCHER H I, et al. Ipilimumab versus placebo after radiotherapy in patients with metastatic castration-resistant prostate cancer that had progressed after docetaxel chemotherapy (CA184-043): a multicentre, randomised, double-blind, phase 3 trial [J]. The Lancet Oncology, 2014, 15 (7): 700-712.

[179] SLOVIN S F, HIGANO C S, HAMID O, et al. Ipilimumab alone or in combination with radiotherapy in metastatic castration-resistant prostate cancer: results from an open-label, multicenter phase I/II study [J]. Annals of oncology: official journal of the European Society for Medical Oncology, 2013, 24 (7): 1813-1821.

[180] FIZAZI K, DRAKE C G, BEER T M, et al. Final Analysis of the Ipilimumab Versus Placebo Following Radiotherapy Phase III Trial in Postdocetaxel Metastatic Castration-resistant Prostate Cancer Identifies an Excess of Long-term Survivors [J]. European urology, 2020, 78 (6): 822-830.

[181] SINHA M, ZHANG L, SUBUDHI S, et al. Pre-existing immune status associated with response to combination of sipuleucel-T and ipilimumab in patients with metastatic castration-resistant prostate cancer [J]. Journal for immunotherapy of cancer, 2021, 9 (5): e002254.

[182] FEUTREN T, HERRERA F G. Prostate irradiation with focal dose escalation to the intraprostatic dominant nodule: a systematic review [J]. Prostate international, 2018, 6 (3): 75-87.

[183] KUNG A W, PUN K K, LAM K, et al. Addisonian crisis as presenting feature in malignancies [J]. Cancer, 1990, 65 (1): 177-179.

[184] DESAI A, RAI H, HAAS J, et al. A Retrospective Review of CyberKnife Stereotactic Body Radiotherapy for Adrenal Tumors (Primary and Metastatic): Winthrop University Hospital Experience [J]. Frontiers in oncology, 2015, 5: 185.

[185] YUN M, KIM W, ALNAFISI N, et al. 18F-FDG PET in characterizing adrenal lesions detected on CT or MRI [J]. Journal of nuclear medicine: official publication, Society of Nuclear Medicine, 2001, 42 (12): 1795-1799.

[186] CHOI C, CHO C, KIM G, et al. Stereotactic Radiation Therapy of Localized Prostate Cancer Using Cyberknife [J]. 2007, 69 (3-supp-S): S375-S.

[187] NG A W, TUNG S Y, WONG V Y. Hypofractionated stereotactic radiotherapy for medically inoperable stage I non-small cell lung cancer-report on clinical outcome and dose to critical organs [J]. Radiotherapy and oncology: journal of the European Society for Therapeutic Radiology and Oncology, 2008, 87 (1): 24-28.

[188] KING C R, BROOKS J D, GILL H, et al. Stereotactic body radiotherapy for localized prostate cancer: interim results of a prospective phase II clinical trial [J]. International journal of radiation oncology, biology, physics,

2009, 73 (4): 1043 - 1048.

[189] SHORT S, CHATURVEDI A, LESLIE M D. Palliation of symptomatic adrenal gland metastases by radiotherapy [J]. Clinical oncology (Royal College of Radiologists (Great Britain)), 1996, 8 (6): 387 - 389.

[190] MIYAJI N, MIKI T, ITOH Y, et al. Radiotherapy for adrenal gland metastasis from lung cancer: report of three cases [J]. Radiation medicine, 1999, 17 (1): 71 - 75.

[191] CASAMASSIMA F, LIVI L, MASCIULLO S, et al. Stereotactic radiotherapy for adrenal gland metastases: university of Florence experience [J]. International journal of radiation oncology, biology, physics, 2012, 82 (2): 919 - 923.

[192] HOLY R, PIROTH M, PINKAWA M, et al. Stereotactic body radiation therapy (SBRT) for treatment of adrenal gland metastases from non-small cell lung cancer [J]. Strahlentherapie und Onkologie: Organ der Deutschen Rontgengesellschaft, 2011, 187 (4): 245 - 251.

[193] WANG J, LI F, DONG Y, SONG Y, YUAN Z. Clinical study on the influence of motion and other factors on stereotactic radiotherapy in the treatment of adrenal gland tumor [J]. OncoTargets and therapy, 9, 4295 - 4299.

[194] ANTONARAKIS E S, PIULATS J M, GROSS-GOUPIL M, et al. Pembrolizumab for Treatment-Refractory Metastatic Castration-Resistant Prostate Cancer: Multicohort, Open-Label Phase II KEYNOTE-199 Study [J]. Journal of clinical oncology: official journal of the American Society of Clinical Oncology, 2020, 38 (5): 395 - 405.

[195] BHATTACHARYA I S, HOSKIN P J. Stereotactic body radiotherapy for spinal and bone metastases [J]. Clinical oncology [Royal College of Radiologists (Great Britain)], 2015, 27 (5): 298 - 306.

[196] BYDON M, DE LA GARZA-RAMOS R, BETTAGOWDA C, et al. The use of stereotactic radiosurgery for the treatment of spinal axis tumors: a review [J]. Clinical neurology and neurosurgery, 2014, 125 (166 - 172.

[197] COX B W, SPRATT D E, LOVELOCK M, et al. International Spine Radiosurgery Consortium consensus guidelines for target volume definition in spinal stereotactic radiosurgery [J]. International journal of radiation oncology, biology, physics, 2012, 83 (5): e597 - 605.

[198] GRI MM J, SAHGAL A, SOLTYS S G, et al. Estimated Risk Level of Unified Stereotactic Body Radiation Therapy Dose Tolerance Limits for Spinal Cord [J]. Seminars in radiation oncology. 2016, 26 (2): 165 - 171.

[199] HOLMAN P J, SUKI D, MCCUTCHEON I, et al. Surgical management of metastatic disease of the lumbar spine: experience with 139 patients [J]. Journal of neurosurgery Spine, 2005, 2 (5): 550 - 563.

[200] HUSAIN Z A, THIBAULT I, LETOURNEAU D, et al. Stereotactic body radiotherapy: a new paradigm in the management of spinal metastases [J]. CNS oncology, 2013, 2 (3): 259 - 270.

[201] PFISTER D, ANG K, BRIZEL D J. National Comprehensive Cancer Network (NCCN) Clinical Practice Guidelines in Oncology [J]. 2018, 20 (6): 4.

[202] RADES D, DUNST J, SCHILD S E. The first score predicting overall survival in patients with metastatic spinal cord compression [J]. Cancer, 2008, 112 (1): 157 - 161.

[203] RYU S, ROCK J, JAIN R, et al. Radiosurgical decompression of metastatic epidural compression [J]. Cancer, 2010, 116 (9): 2250 - 2257.

[204] SAHGAL A, ATENAFU E G, CHAO S, et al. Vertebral compression fracture after spine stereotactic body radiotherapy: a multi-institutional analysis with a focus on radiation dose and the spinal instability neoplastic score [J]. Journal of clinical oncology: official journal of the American Society of Clinical Oncology, 2013, 31 (27): 3426 - 3431.

[205] SAHGAL A, BILSKY M, CHANG E L, et al. Stereotactic body radiotherapy for spinal metastases: current status, with a focus on its application in the postoperative patient [J]. Journal of neurosurgery Spine, 2011, 14 (2): 151 - 166.

[206] SCHMID P, RUGO H S, ADAMS S, et al. Atezolizumab plus nab-paclitaxel as first-line treatment for unresectable, locally advanced or metastatic triple-negative breast cancer (IMpassion130): updated efficacy results from a randomised, double-blind, placebo-controlled, phase 3 trial [J]. The Lancet Oncology, 2020, 21 (1): 44 - 59.

[207] VIDETIC G M, HU C, SINGH A K, et al. A Randomized Phase 2 Study Comparing 2 Stereotactic Body Radia-

tion Therapy Schedules for Medically Inoperable Patients With Stage I Peripheral Non-Small Cell Lung Cancer：NRG Oncology RTOG 0915 (NCCTG N0927) [J]. International journal of radiation oncology, biology, physics, 2015, 93 (4)：757 - 764.

[208] VIRK M S, HAN J E, REINER A S, et al. Frequency of symptomatic vertebral body compression fractures requiring intervention following single-fraction stereotactic radiosurgery for spinal metastases [J]. Neurosurgical focus, 2017, 42 (1)：E8.

[209] VON PAWEL J, BORDONI R, SATOUCHI M, et al. Long-term survival in patients with advanced non-small-cell lung cancer treated with atezolizumab versus docetaxel：Results from the randomised phase Ⅲ OAK study [J]. *European journal of cancer (Oxford, England)*, 1990, 107 (2019)：124 - 132.

[210] 陈芳，王宗烨. 脊柱转移瘤立体定向放射治疗研究进展 [J]. 癌症进展，2016，14 (9)：5.

[211] 施涛，魏嘉. 恶性肿瘤骨转移靶向治疗及免疫治疗进展 [J]. 中国肿瘤临床，2022，49 (1)：1.

[212] 付平华. 肺癌患者行立体定向放疗的护理 [J]. 华夏医学，2001，14 (005)：589.

[213] 闫卫平，陈龙华，许志新. 立体定向适形放射治疗肺部恶性肿瘤的近期疗效观察 [J]. 中华肿瘤杂志，2000，22 (003)：257 - 258.

[214] 付佳. 腹部恶性肿瘤行三维立体定向适行放疗的护理 [J]. 临床医药实践，2004，13 (1)：2.

[215] 曹文娟. 全程优质护理在脑部肿瘤患者立体定向放射治疗中的效果探析 [J]. 中外医学研究，2019，17 (2)：3.

[216] 李玉，徐慧军. 现代肿瘤放射物理学 [M]. 北京：中国原子能出版社，2015.

[217] 王迎选，王所亭. 现代立体放射治疗学 [M]. 北京：人民军医出版社，1999.